DR. ANDREA FLEMMER

Gesunde Ernährung ab 60

So bleiben Sie fit und leistungsfähig

Nährstoffe, die Ihr Körper jetzt brauch

Jung bleiben mit der richtigen Ernährung!

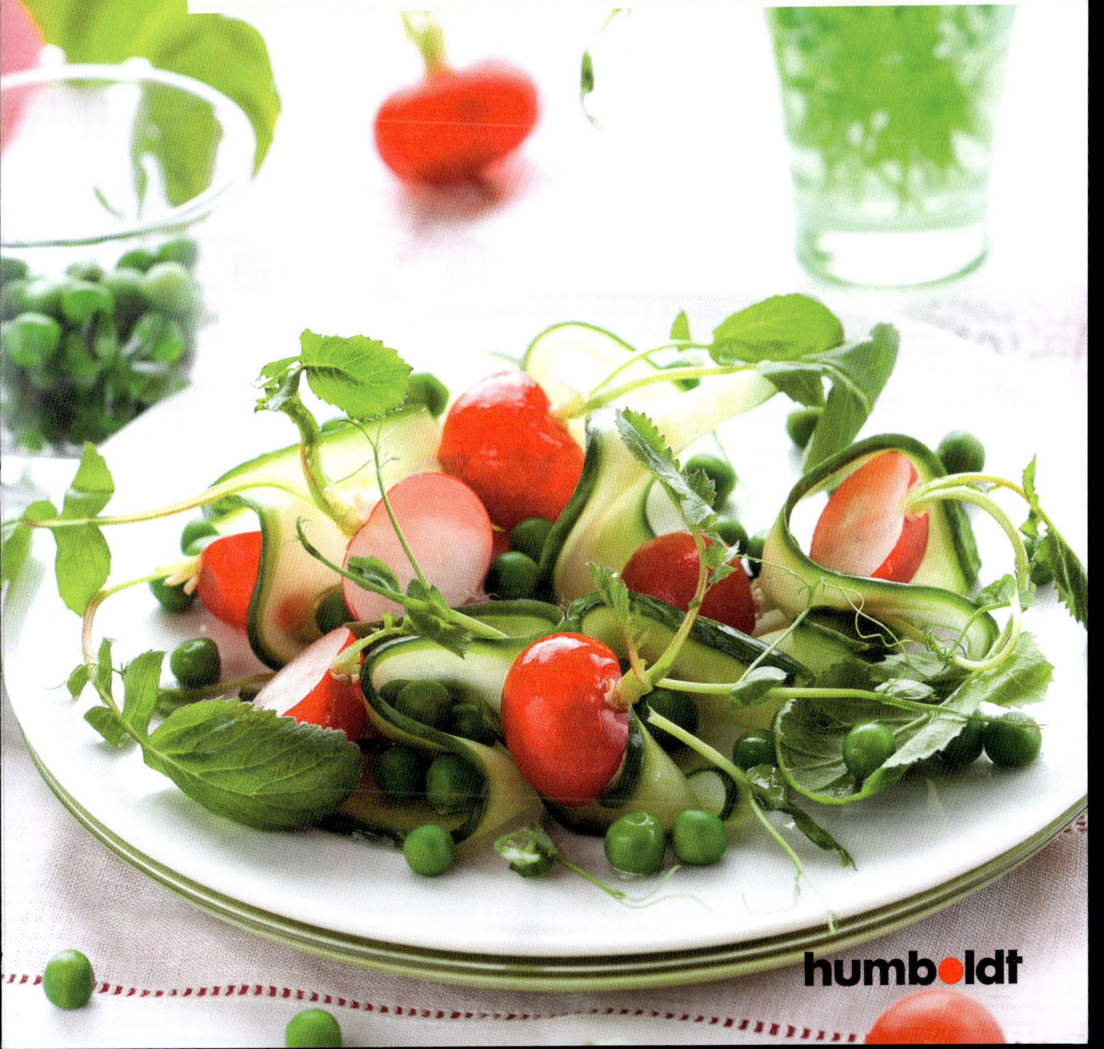

humboldt

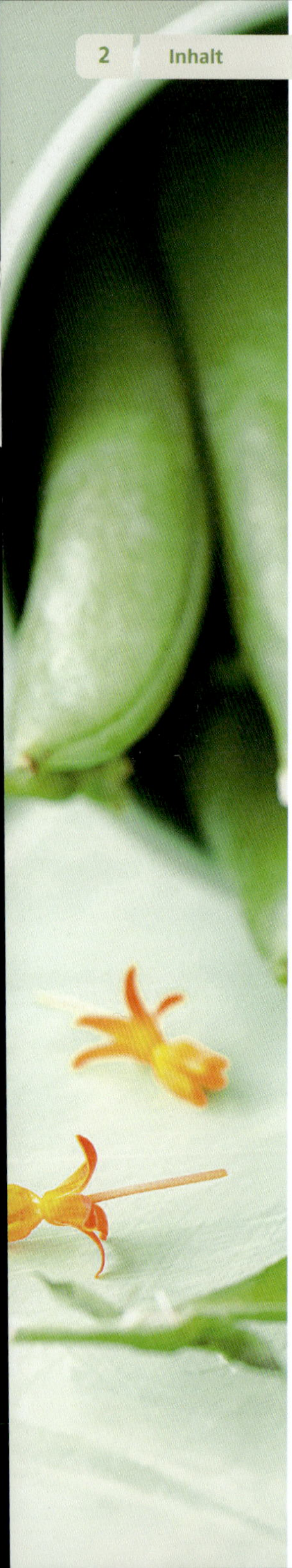

4 **VORWORT**

7 **WIE SICH UNSER KÖRPER IM ALTER VERÄNDERT**
8 **Das Leben hinterlässt Spuren**
10 **Das biologische und das biografische Alter**
11 **Was ändert sich, wenn man 60 wird?**
16 Jetzt wichtig: Die Schilddrüse im Blick behalten
18 **Gesund 100 Jahre alt werden – geht das?**
22 Special: Elf Tipps, wie Sie Ihr biologisches Alter reduzieren können

27 **IHR PERSÖNLICHER JUNGBRUNNEN: DIE RICHTIGE ERNÄHRUNG**
28 **Worauf es jetzt besonders ankommt**
30 **Vitamine**
30 Folsäure
32 Vitamin D
36 Vitamin B_1
38 Vitamin B_{12}
43 **Mineralstoffe**
43 Jod
46 Kalzium
49 Silizium
52 **Wie sinnvoll sind Vitamin- und Mineralstoffpräparate?**
55 **Andere wichtige Inhaltsstoffe**
55 Sekundäre Pflanzenstoffe
57 Ballaststoffe
62 Gesunde Fette
67 Milchsäurebakterien
70 **Jung bleiben mit der Mittelmeerdiät**

75 GESUND UND SCHÖN ÄLTER WERDEN
76 Krankheiten effektiv vorbeugen
78 Dem Krebs keine Chance geben
81 Bluthochdruck und Arteriosklerose die Rote Karte zeigen
87 Osteoporose muss nicht sein
91 Das Immunsystem stärken
92 Dem Diabetes ein Schnippchen schlagen
96 Für eine gesunde Verdauung sorgen
100 Gesunde Augen, Ohren, Nase
104 **Special: Vorbeugende Untersuchungen ab 60 Jahren**
106 Jugendliche Haut und schöne Haare
108 Vitamine für die Schönheit
111 Mineralstoffe für die Schönheit
115 Kosmetik für die reifen Jahre
117 Eine gute Figur mit 60 plus
118 Sind Sie zu dick?
119 Abnehmen – aber wie?
122 Special: So erreichen Sie Ihr Wunschgewicht

127 GEISTIG FIT BIS INS HOHE ALTER
128 Unser Gehirn: ein Leben lang leistungsfähig
129 Gesund leben und essen für einen wachen Geist
132 **Special: Das optimale Futter für Ihre grauen Zellen**
134 Das Anti-Demenz-Alphabet

142 ANHANG
142 Lexikon
143 Hilfreiche Internetadressen

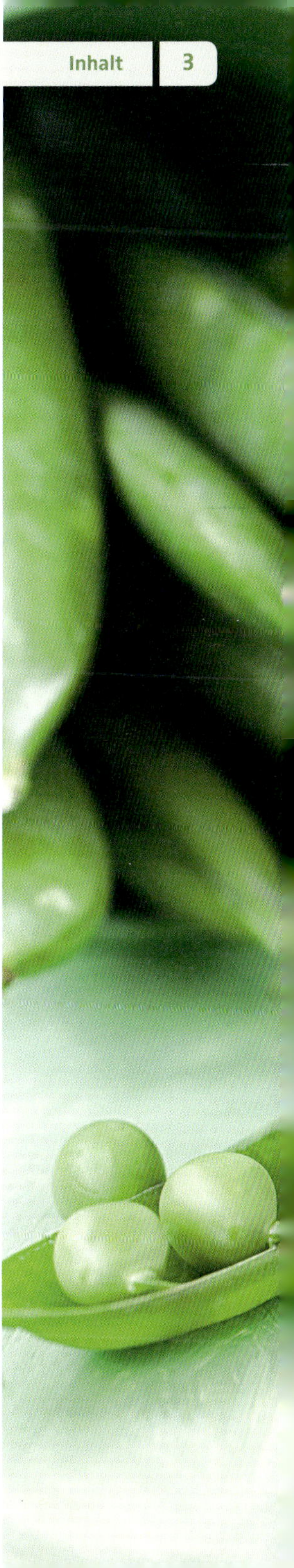

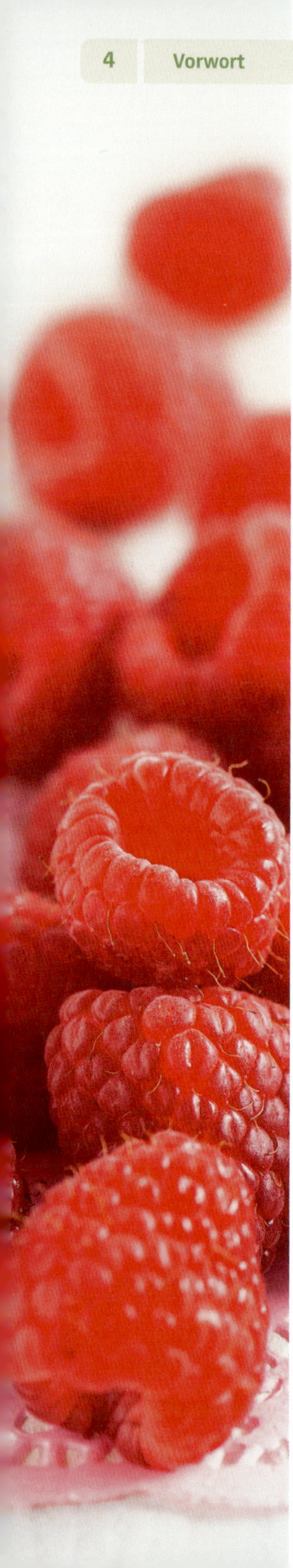

VORWORT

Liebe Leserin, lieber Leser,

wenn wir älter werden, bekommen wir nicht nur graue Haare, Falten und trockenere Haut; unser ganzer Körper verändert sich. Stellvertretend für diese Veränderungen seien hier nur ein paar Beispiele genannt. Da ältere Frauen keine Regelblutungen mehr haben, verlieren sie nicht mehr regelmäßig jeden Monat Eisen und müssen daher weniger zuführen. Vitamin D hingegen wird nicht mehr so gut in der Haut gebildet, sodass hier mit zunehmendem Alter öfter ein Mangel zu beobachten ist. Die Schilddrüse, die auch bei jüngeren Menschen aus dem Ruder laufen kann, hat häufiger Funktionsstörungen, die man allerdings relativ einfach beseitigen kann.

So manche Beschwerden, die dem Alter zugeschrieben werden, liegen jedoch nur an falscher Ernährung. Das Gute ist: Immer öfter kann man beobachten, dass auch ältere Menschen munterer, lebensfroher und leistungsfähiger werden, wenn sie sich – entsprechend ihrem Alter – richtig ernähren.

Auch für manche Krankheiten wird man mit den Jahren eher empfänglich. Infektionen nehmen zu, das Immunsystem wird schwächer. Doch mit der richtigen Ernährung können Sie effektiv gegensteuern, damit Ihnen dies nicht zum Nachteil wird und entsprechende Krankheiten nicht zunehmen. Sie müssen nicht krank werden, nur weil Sie älter sind!

In diesem Buch möchte ich Ihnen zeigen, welche Veränderungen sich ab 60 Jahren in unserem Körper vollziehen und wie Sie am besten darauf reagieren. Ich möchte Ihnen die vielen großartigen Möglichkeiten vorstellen, die unsere Zeit bietet, damit wir lange jung und gesund bleiben – sozusagen biologisch jünger werden. Die neuesten wissenschaftlichen Erkenntnisse weisen uns den Weg, was wir tun können, damit niemand ahnt, welches Geburtsdatum unser Ausweis zeigt!

Älter werden wir definitiv – damit man Ihnen das nicht anmerkt, habe ich dieses Buch geschrieben.

!

Hinweis: Einige wichtige Fachausdrücke, die in diesem Buch vorkommen, sind in dem kleinen Lexikon auf S. 142 erklärt.

Dass Sie gesund jung bleiben, wünscht Ihnen

Dr. Andrea Flemmer

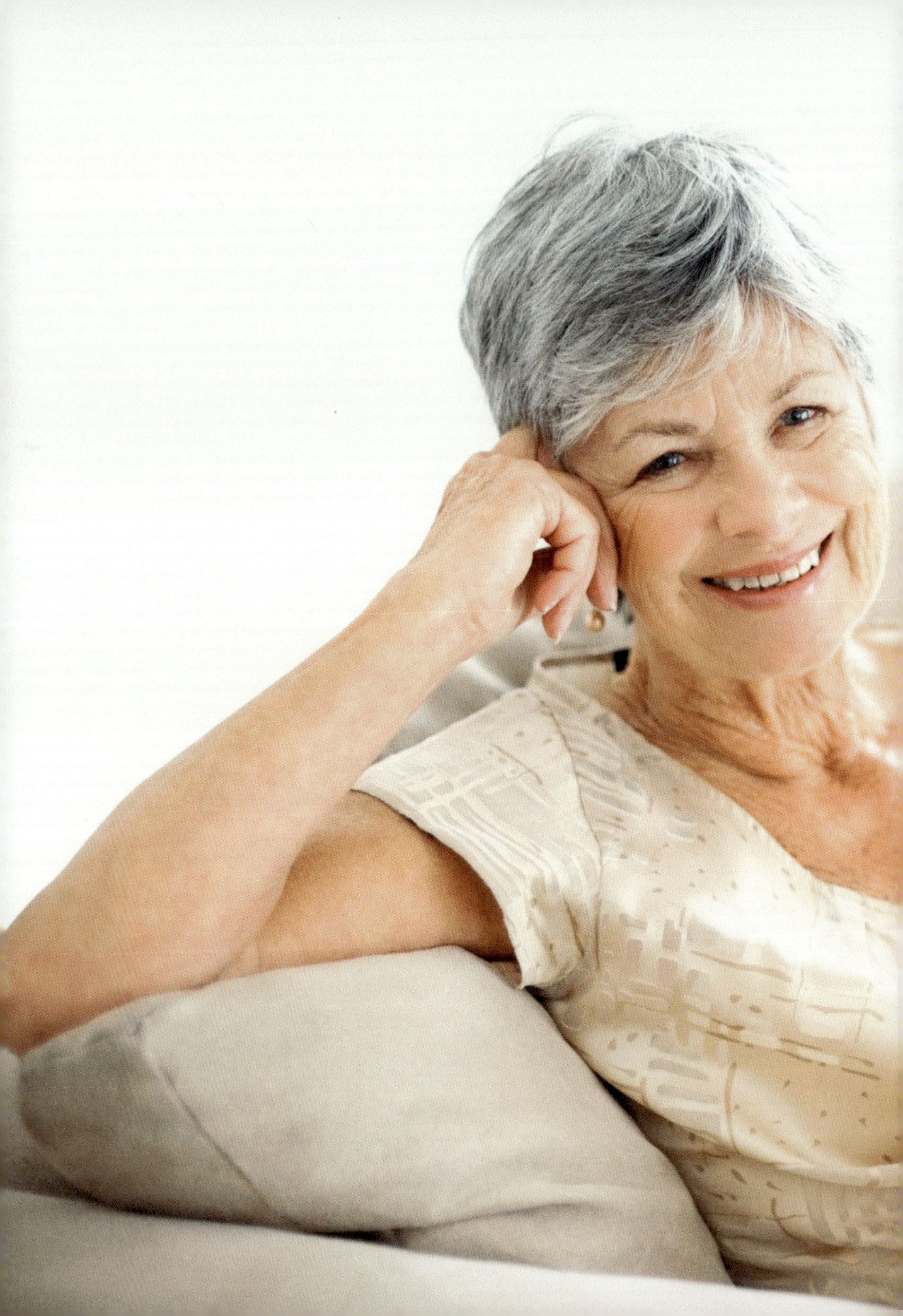

WIE SICH UNSER KÖRPER IM ALTER VERÄNDERT

Wir alle werden älter, Tag für Tag. Unsere Lebensuhr tickt. Doch was genau geschicht mit unserem Körper, unserem Geist, wenn wir an Jahren zulegen? Das erfahren Sie in diesem Kapitel. Außerdem zeige ich Ihnen, warum es heutzutage nicht mehr auf das biografische, sondern auf das sogenannte biologische Alter ankommt. Denn wir leben in einer Zeit, in der wir jung und gesund älter werden können. Nicht langes Altsein, sondern langes Jungbleiben ist das Ziel!

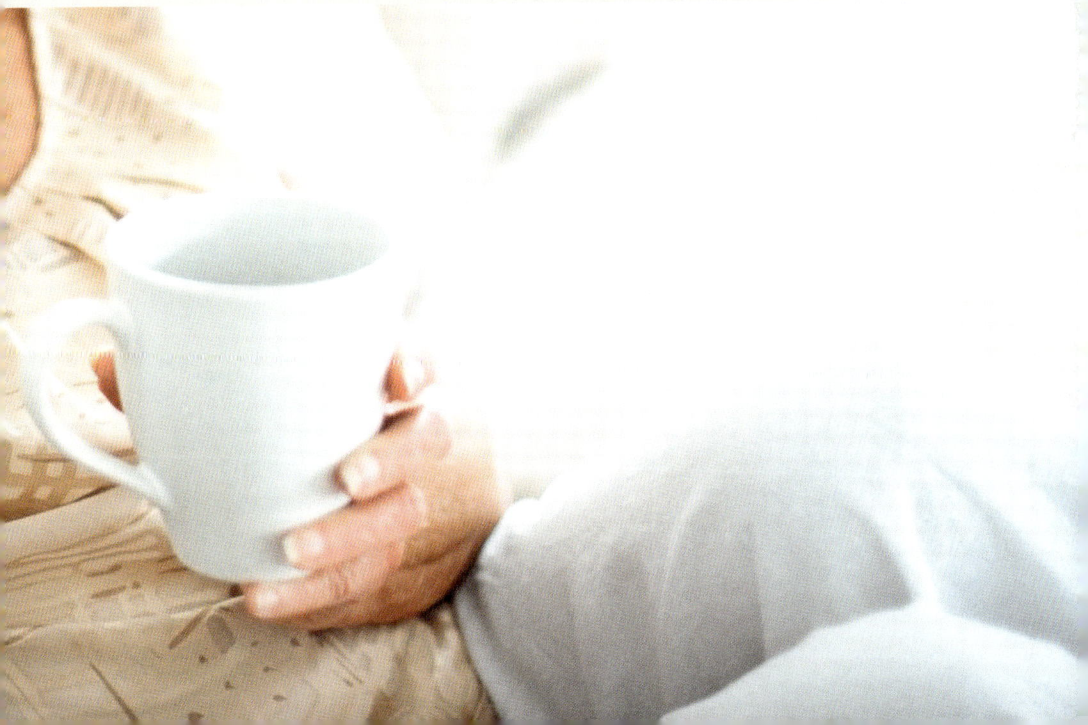

Das Leben hinterlässt Spuren

Mal ganz ehrlich: Beim Thema Alter bekommen wir weiche Knie. Obwohl wir selbstbewusst sind, unsere Lebenserfahrung schätzen und auf unsere Lachfältchen rings um die Augen stolz sind, würden wir doch lieber aussehen wie – na ja – 25 statt 60.

Als wir noch jung waren, erschien uns der Zeitraum der Jugend ewig. Dann hat man plötzlich einen runden Geburtstag mit einer 5 oder 6 vorneweg. Der Blick am Morgen in den Spiegel, nach einer kurzen Nacht, Ärger, Stress… da wendet man sich lieber ab. Vieles, was wir früher locker weggesteckt haben, hinterlässt heute Spuren, und dies nicht nur im Gesicht. – Geht es Ihnen auch so? Wunderbar, dann haben Sie das richtige Buch gewählt. Sie wollen sich nicht damit abfinden, dass man Ihnen Ihre Jahre ansieht oder bei der gemeinsamen Fahrradtour mit Freunden anmerkt. Auch auf das Thema Vergesslichkeit sind Sie nicht gerade scharf.

> **!**
>
> „Verflixt, wie heißt der nur?" Wir alle hoffen, dass wir von Vergesslichkeit verschont bleiben.

Erfreulicherweise kann man heute länger jung bleiben als früher. Dies zeigt sich auch im Lebensgefühl: Menschen über 70 Jahre fühlen sich durchschnittlich 13 Jahre jünger, als sie sind – und dieser Zeitraum verlängert sich noch, je älter man wird. Dies hängt selbstverständlich vom Gesundheitszustand ab und man muss aufpassen, dass man nicht in das „Ja-so-ist-das-eben-wenn-man-älter-wird-"Syndrom hineingleitet. Manche Beschwerden sind nicht alters-, sondern krankheitsbedingt, und was macht man, wenn man krank ist? Richtig. Man sucht sich einen guten, verständnisvollen Arzt, der einem hilft, dass man sich wieder pudelwohl fühlt.

„Alt sein" ist heutzutage nicht mehr mit dem Erreichen eines bestimmten Lebensalters verknüpft, sondern vielmehr mit bestimmten Ausschlusskriterien wie Einsamkeit, abnehmende Leistungsfähigkeit und Krankheit. Der Anti-Aging- oder Better-Aging-Trend bietet uns die Möglichkeit, zu verhindern, dass sich der jugendliche Geist in einem zu alten Körper gefangen fühlt.

Die Lebenserwartung steigt

In den letzten hundert Jahren hat sich unsere Lebensdauer um gut 30 Jahre verlängert, in einzelnen Fällen bis zu einem gesunden Alter von mehr als 110 Jahren. In der Vorzeit betrug die durchschnittliche Lebenserwartung des Menschen weniger als 15, im Römischen Reich 30 Jahre. In Deutschland erreichte man vor 1890 nicht einmal das 40. und noch 1950 nicht einmal das 70. Lebensjahr. Ab dem Jahr 2070, so nimmt man an, werden die Menschen mit einer durchschnittlichen Lebenserwartung von 100 Jahren auf die Welt kommen.

Aktuell sind in Deutschland 21 Millionen über 60 Jahre, im Jahr 2050 wird es ein Drittel der Bevölkerung sein. 24 Millionen Menschen werden dann 65 Jahre und älter sein. 40 Prozent der über 65-Jährigen werden mindestens 80 sein – und damit gelten 60-Jährige nicht mehr als Alte, sondern allenfalls noch als „junge" Alte.

Das Risiko, im Alter krank oder pflegebedürftig zu werden, ist statistisch gesunken. Wir werden immer älter – aber gesünder älter. Das hat es noch nie gegeben: so viele alte Menschen, die so komfortabel leben und so fit sind wie in unserer Zeit! Die heutigen 60-, 70-, 80- oder 90-Jährigen entsprechen nicht mehr dem Klischee vom „alten" Menschen. Professor Dr. Ursula M. Staudinger, Altersforscherin und Direktorin des Columbia Aging Center an der New Yorker Columbia University, meint dazu: „Nur am Ende des Lebens haben wir – im Durchschnitt – auch Jahre der Pflegebedürftigkeit oder Krankheit. Aber dieser Teil scheint immer kleiner zu werden. Die Krankheitsphase drückt sich zusammen wie eine Ziehharmonika."

!

Die Krankheitsphase am Ende des Lebens wird immer kürzer.

Dennoch führt kein Weg daran vorbei: Unsere Lebensspanne ist begrenzt. Heerscharen von Wissenschaftlern auf der ganzen Erde suchen nach Lösungen, um den Alterungsprozess zu ergründen – vier Ursachen dafür haben sie bislang ausgemacht:

- unsere Gene
- zu viel Bauchfett
- schädliche freie Radikale
- ein mit zunehmendem Alter sinkender Hormonspiegel

Bei Letzterem ist allerdings nicht ganz klar, ob er Ursache oder Folge des Alterns ist.

Wir alle sollten uns heute die Frage stellen: Wie muss ich leben, um bis ins hohe Alter gesund zu bleiben? Durch eine entsprechende Ernährung und Lebensweise ist eine Verlängerung der krankheitsfreien Lebensspanne mit einer optimalen Lebensqualität möglich. Wenn Sie Ihr biologisches Alter reduzieren und vielleicht sogar Ihre Lebenserwartung mit gleich bleibend guter Lebensqualität verlängern wollen, dann lesen Sie bitte weiter.

Biologisches und biografisches Alter

!

Das biografische Alter steht im Pass. Das biologische Alter ist das, was man daraus gemacht hat.

Das Alter, das im Ausweis steht, ist nicht unbedingt identisch mit dem biologischen beziehungsweise chronologischen Alter. Mit Letzterem ist der Zustand des Körpers gemeint, der einem bestimmten Lebensalter etwa entspricht. Und da kann es sogar bei ein und demselben Menschen große Unterscheide geben: Bei einem durchtrainierten Sportler kann das Herz in einer ausgezeichneten Verfassung sein und ist damit biologisch jünger, als es dem biografischen Alter entspricht. Die Gelenke können aber deutlich stärkere Verschleißerscheinungen aufweisen, als es für seine Lebensjahre typisch wäre.

Mithilfe verschiedener Testverfahren versuchen Forscher der Universität Leipzig seit über 30 Jahren, das biologische Alter zu bestimmen. Dafür erfassen sie körperliche, psychische und soziale Merkmale, bewerten sie und rechnen sie zu einem „biologischen Index“ hoch. Daraus schließen die Wissenschaftler auf das biologische Alter. Zu 100 Prozent dürfte das schwierig sein, jedoch weiß man, dass das biologische vom tatsächlichen Alter schon mal zehn oder 15 Jahre abweichen kann – nach oben oder nach unten. Man fand heraus, dass hier vor allem Schichtarbeiter schlecht abschneiden sowie Menschen, die jahrelang in Braunkohlegruben gearbeitet haben und Staub sowie Lärm ausgesetzt waren. Raucher und Übergewichtige altern ebenfalls schneller.

Die Unterschiede zwischen zwischen biologischem und biografischem Alter liegen zum einen an der Veranlagung (z. B. angeborene Fettstoffwechselstörung). Zum anderen unterliegen sie stark äußeren Einflüssen. Zu diesen Umwelteinflüssen gehören:

- fettreiche Ernährung
- Stress
- Rauchen
- regelmäßiger Alkoholgenuss
- Bewegungsmangel

Diese Faktoren lassen den Körper vorzeitig altern. Ein gesunder Lebensstil dagegen hält länger jung und fit. Nicht nur unser Körper, auch unser Verstand lässt sich durch ständige Herausforderungen leistungsfähig erhalten. Menschen, die sich ihr Leben lang für neue Dinge interessieren, können mit 60 geistig noch leistungsfähiger sein als manch ein Mittvierziger, der den Großteil seiner Freizeit vor dem Fernseher verbringt.

!

Ein gesunder Lebensstil hält Körper und Geist länger jung und fit.

Was ändert sich, wenn man 60 wird?

Mit sechs Jahren denkt man: „Sind die aus der vierten Klasse schon erwachsen!“ Dasselbe gilt für Zwölfjährige, wenn sie die aus der 10. Klasse sehen. Man kann es gar nicht glauben, dass man selbst einmal so alt wird. Dann schließt man die Schule ab, anschließend die Ausbildung, arbeitet eine Zeit lang und gründet eine Familie. Sobald die Kinder kommen, beginnt die Zeit zu rasen. Ein Jahr ums andere vergeht, die ersten Fältchen kommen und schließlich findet man Pölsterchen auf der Hüfte. Aber warum ist das so? Was passiert mit dem Körper, wenn man älter wird?

Wir nehmen zu War es in jungen Jahren schon nicht leicht, eine gute Figur zu halten, wird es erst richtig schwierig, wenn man älter wird. Schuld daran sind auch die Hormone. So drosselt die Schilddrüse die Bildung derjenigen Hormone, die den Organismus auf Trab halten und den Stoffwechsel regulieren. Der Stoffwechsel verlangsamt sich, die aufgenommene Energie wird bis zu 15 Prozent langsamer verbrannt. Und: wenn das Östrogen weniger wird, nimmt gleichzeitig der Appetit zu. Dazu kommt, dass die Muskelmasse abnimmt, vor allem bei Personen, die sich sowieso sparsam bewegen. Wer Sport treibt (am besten dreimal die Woche eine Stunde) oder sich im Beruf viel bewegt (Kranken-

Kalorienverbrauch pro Tag (in kcal)

	BEI MÄSSIGER BEWEGUNG	BEI VIEL BEWEGUNG
25–50 Jahre		
Frauen	2100	2700
Männer	2600	3500
51–64 Jahre		
Frauen	1900	2500
Männer	2350	3200
65 Jahre +		
Frauen	1700	2300
Männer	2150	2800

Aus D-A-CH: Referenzwerte für die Nährstoffzufuhr 2000, in „test Spezial 50 plus“

schwestern oder Kellner), verbraucht mehr Kalorien als Bewegungsmuffel.

Die Muskelmasse nimmt ab, Organe werden kleiner Die Muskelmasse macht in jungen Jahren bis zu 30 Prozent des Körpers aus – bis zum 75. Geburtstag können es bis zu 40 Prozent weniger sein. Nun könnte man annehmen, dass wir mit weniger Muskeln schlanker werden. Das ist leider nicht so, denn das ehemals fettfreie Gewebe wird zu gewichtigen Fettzellen. Der entscheidende Grund dafür ist, dass wir uns weniger bewegen und somit weniger Muskeln benötigen. Das bedeutet im Umkehrschluss: Jeder Schritt, den wir mehr tun, bremst den Muskelabbau. Aber nicht nur das: Bewegung kurbelt alle Körperfunktionen an und fördert die Durchblutung. Und auch das Gehirn verbessert sich dadurch, denn Bewegung bedeutet ein intensives Koordinationstraining für die Denkzentrale. Das heißt: Unsere kleinen grauen Zellen profitieren von einem aktiven Lebensstil, und überdies setzt Bewegung Glückshormone frei.

!

Muskeln werden abgebaut, wenn wir uns weniger bewegen. Dagegen können Sie was tun!

Auch die Organe werden mit zunehmendem Alter kleiner. Nieren, Leber und Lunge bilden sich um mehr als zehn Prozent zurück. Laut einer italienischen Studie hängt die Fett- und Kalorienverbrennung bei älteren Männern mit der Lungenfunktion zusammen. „Wird sie schwächer, wächst das Fett", so die Stiftung Warentest.

Der Grundumsatz sinkt Auch die Energie, die wir zur Aufrechterhaltung wichtiger Körperfunktionen benötigen, wenn wir uns nicht bewegen – man nennt dies den Grundumsatz –, nimmt ab. Die meiste Energie benötigt das Gehirn. Werden Muskeln durch Fettgewebe ersetzt, sinkt der Grundumsatz noch weiter.

Der Vitaminbedarf steigt Obwohl wir weniger Kalorien benötigen, brauchen wir mehr Vitamine und andere wertvolle Nährstoffe, denn unsere Zellen werden mit der Zeit reparaturanfälliger. Für diesen Zweck benötigen wir allerdings nicht nur Vitamine (siehe Seite 30).

Körperwasser und Knochenmasse werden weniger Unser Körper besteht zum größten Teil aus Wasser – jedoch mit den Jahren immer weniger. Mit 30 Jahren sind es noch etwa 65 Prozent, später nur noch ca. 55 Prozent.

!

Wir „schrumpfen" mit den Jahren um 3 bis 5 cm. Körperliches Training steuert dem entgegen.

Auch die Knochenmasse geht zurück mit der Folge, dass wir kleiner werden. Dies betrifft Frauen stärker als Männer. Letztere werden zwischen 30 und 70 Jahren etwa drei Zentimeter kleiner, Frauen fünf. Bei gleich bleibendem Gewicht wird man sozusagen breiter und relativ zur Körpergröße schwerer, der sogenannte Body-Mass-Index (BMI, Körpergewicht in Kilogramm geteilt durch Körpergröße in m^2) nimmt zu von z. B. 26 (bei 75 Kilogramm und 1,70 Meter Körpergröße) auf 27,5 (bei 1,65 Meter Körpergröße).

Das Immunsystem wird schwächer Es ist leider wahr: Das Immunsystem wird mit zunehmendem Alter schwächer, man ist in höheren Jahren anfälliger für Infektionen. Influenza, sprich die „echte" Grippe, Lungenentzündungen oder Gürtelrose bekommen vorwiegend Menschen mit geschwächter Immunabwehr. Auch Krebserkrankungen werden mit zunehmendem Alter häufiger. Aber mit der richtigen Ernährung kann man zur Stärkung der Immunabwehr viel erreichen.

Wir verändern uns mit Haut und Haar Bei den Haaren merken wir es deutlich: Sie werden grau. Ursache sind die sogenannten Melanozyten. Das sind farbbildende Zellen an den Haarwurzeln, die das Farbpigment Melanin herstellen. Sie arbeiten unregelmäßiger und wollen irgendwann gar nicht mehr. Neben pigmentierten Haaren tauchen mit der Zeit immer mehr unpigmentierte, also graue auf. Mit 50 Jahren ist meist schon jedes zweite Haar grau. Und die Sonne tut ein Übriges, um uns ergrauen zu lassen.

Die Haut, unser größtes Körperorgan, ist ebenfalls von Alterungsprozessen betroffen: Sie wird runzlig, und dies umso stärker, je mehr wir uns in der Sonne aufhalten. Auch das Rauchen trägt maßgeblich dazu bei. Der Grund: Beides lässt die Haut unter oxidativem Stress leiden. Die dadurch entstehenden freien Radikale greifen die kollagenen Fasern der Haut an, sie verlieren an Festigkeit, die Haut wird schlaffer.

Wir vertragen Alkohol immer weniger So gerne ich Ihnen positive Nachrichten übermitteln würde – die Alkoholverträglichkeit gehört nicht dazu. Die Enzyme, die den Alkohol abbauen, werden mit der Zeit langsamer, das heißt: Ihr Körper verträgt Alkohol noch weniger als bisher schon. Dabei sind geringe Mengen des Getränks durchaus nicht schädlich. Ein wenig Alkohol macht das Blut dünnflüssiger, schützt also in gewissem Umfang vor Herzinfarkt. Alkohol hemmt die Blutgerinnung, „putzt die Adern von Ablagerungen und senkt den Blutzucker“, so die Stiftung Warentest. Das alles jedoch nur in begrenztem Umfang. Bei Männern entspricht die gesunde tägliche Menge etwa einem Glas Rotwein, bei Frauen ist es nur ein halbes Glas. Diese Grenze sollten Sie Ihrer Gesundheit zuliebe beachten, denn bereits wenig Alkohol lässt Gehirnzellen absterben. Außerdem kann er süchtig machen, die Potenz beeinträchtigen, den Appetit anregen, und er enthält jede Menge Kalorien. Ein Glas Wein oder ein kleines Bier liefert bereits 150 Kilokalorien.

!

Schon wenig Alkohol zerstört Gehirnzellen. Deshalb bitte nur in Maßen trinken.

Bestimmten Krankheiten muss man vorbeugen Im höheren Alter – also nicht mit 60, sondern eher mit 75 Jahren – sind zahlreiche Funktionen des Körpers messbar vermindert: der Wasseranteil der Gewebe, die Nierenleistung, die Festigkeit der Knochen, die Hirndurchblutung sowie die maximale Leistung von

Herz und Lunge. Dann treten bestimmte Krankheiten häufiger auf, und genau diesen gilt es vorzubeugen: Diabetes, Prostataerkrankungen bei Männern, Osteoporose bei Frauen, Arteriosklerose, Bluthochdruck, Herzschwäche und Krebs. Sie sind im Alter typisch, obwohl sie nicht notwendigerweise zum Alter gehören. Das Wissen, wie sich Ihr Körper ab 60 verändert, hilft Ihnen genau zu erkennen, wo Sie konkret ansetzen können und müssen, um auch die nächsten Jahrzehnte gesund und fit zu bleiben. Viele praktikable Tipps für Ihren Weg bietet Ihnen dieses Buch.

Jetzt wichtig: Die Schilddrüse im Blick behalten

!

Fragen Sie Ihren Arzt, ob Ihre Symptome eventuell auf ein Schilddrüsenproblem zurückzuführen sind.

Bei älteren Menschen kommen Schilddrüsenerkrankungen auch heute noch häufig vor, da sie mit einem Jodmangel aufgewachsen sind. Erst Seit Anfang bis Mitte der 1990er-Jahre ist die Jodversorgung besser. Dazu kommt, dass ein bestehender Kropf mit steigendem Alter meistens größer wird. Auch weitere Probleme mit dieser schwierigen Drüse treten häufiger auf, wenn man älter wird. Doch die gute Nachricht ist: Man kann Schilddrüsenprobleme in der Regel relativ einfach in den Griff bekommen.

Oft werden die Symptome eines Schilddrüsenleidens übersehen, da sie dem Alter zugeschrieben werden.

Typische Anzeichen einer **Unterfunktion** sind:

- Vergesslichkeit
- Müdigkeit und Abgeschlagenheit
- verminderte Leistungsfähigkeit
- depressive Verstimmungen
- Konzentrationsschwäche
- Kälteempfindlichkeit
- Gewichtszunahme
- kühle und trockene Haut
- Verstopfung

Eine Unterfunktion kann ein Arzt leicht ausschließen oder mit einfachen Labortests feststellen. Therapiert wird mit künstlichen Schilddrüsenhormonen, deren Dosierung im Laufe der Zeit optimiert wird.

Wie leicht eine Unterfunktion übersehen wird, zeigte eine Untersuchung in amerikanischen Alters- und Pflegeheimen: Bis zu 20 Prozent der Bewohner hatten eine deutliche Unterfunktion – ohne davon zu wissen!

So manches Mal ist auch eine ärztliche Maßnahme schuld an der Unterfunktion, z. B. Operationen und eine Jodtherapie. Aber auch eine schwer zugängliche ärztliche Versorgung, ein Wohnortwechsel oder ein Wechsel des Hausarztes kommen als Ursache infrage.

Auch eine **Überfunktion** der Schilddrüse kommt bei Älteren vor; meist werden die Symptome einer Herzerkrankung (Herzschwäche, Herzarrhythmien) zugeschrieben. Ohne eine Schilddrüsenerkrankung in Betracht zu ziehen, erhalten die Betroffenen dann Herzmedikamente, obwohl man die Schilddrüsenprobleme beseitigen oder zumindest reduzieren könnte.

Folgende Anzeichen können eine Überfunktion bedeuten und sollten eine Schilddrüsenuntersuchung nach sich ziehen:

- unregelmäßiger Puls
- Herzrasen oder Herzstolpern
- Kurzatmigkeit
- Wassereinlagerung in den Beinen
- Gewichtsverlust
- Schwäche
- Appetitlosigkeit

Sollten Sie sich generell auf Schilddrüsenprobleme hin untersuchen lassen? Schilddrüsenerkrankungen sind zu einem gewissen Teil erblich. Kommen in Ihrer Familie zahlreiche Fälle von Fehlfunktionen oder Kröpfen vor, kann eine Vorsorgeuntersuchung auch ohne akute Symptome sinnvoll sein. Dann sollten Sie mit dem Hausarzt sprechen. Bereits ab dem 40. Lebensjahr sollten Sie sich generell in regelmäßigen Abständen von ein bis zwei Jahren – auch an der Schilddrüse – untersuchen lassen. Da diese Untersuchungen nicht zu den normalen Vorsorgeleistungen der gesetzlichen Krankenkassen zählen, muss man sie unter Umständen selbst bezahlen, wenn keine medizinische Notwendigkeit für ihre Durchführung besteht.

Jeder vierte Erwachsene hat Knoten in der Schilddrüse, Ältere häufiger als Jüngere, bei den über 65-Jährigen sind fast bei jedem zweiten Knoten in der Schilddrüse nachweisbar. Frauen sind etwa viermal so häufig betroffen wie Männer. Viele Patienten werden an der Schilddrüse operiert oder mit einer Radiojodtherapie behandelt, weil ihre Schilddrüsenerkrankung zu spät erkannt wurde.

Gesund 100 Jahre alt werden – geht das?

Noch nie gab es so viele Frauen und Männer, die ein hohes Alter erreichen. Nun, gegen ein gesundes Älterwerden hat sicher niemand etwas. Jedoch ist das Ziel nicht allein, ein hohes Lebensalter zu erreichen. Es geht vielmehr darum, im Alter eine möglichst hohe Lebensqualität zu genießen.

Der Japaner Jiroemon Kimura wurde am 19. April 1897 geboren, arbeitete 38 Jahre lang für die japanische Post und widmete sich nach seiner Pensionierung noch bis zu seinem 90. Lebensjahr der Landwirtschaft. Er hatte 14 Enkel, 25 Urenkel und 13 Ururenkel. Er starb am 12. Juni 2013 im unglaublichen Alter von 116 Jahren. Im Vergleich dazu scheinen 60 Jahre nahezu als nichts.

Consolata Melis ist mit 105 Jahren die älteste Schwester der sardischen Familie Melis. Sie bezieht ihr Lebenselixier aus neun

Kindern, 24 Enkelkindern und 25 Urenkeln. Möglicherweise ist es auch der mediterrane Lebensstil, der ihr das hohe Alter schenkt: Sieben der weltweit 70 über 110-Jährigen sind überraschenderweise in Italien geboren.

Auf das Rauchen zu verzichten und sich körperlich fit zu halten, das sind statistisch gesehen die besten Ratschläge für jeden, der lange leben möchte. Die besten Chancen, in den Klub 100-Jährigen aufgenommen zu werden, haben gut ausgebildete Frauen. Heutzutage ist die Zahl der hundertjährigen Frauen knapp viermal so hoch wie die der Männer.

!

Gemeinsame Mahlzeiten mit Familie oder Freunden stillen auch unser Bedürfnis nach sozialen Kontakten.

Diese drei Säulen sind die Voraussetzung dafür, gesund 100 Jahre alt zu werden:

- **eine ausgewogene Ernährung**
- **regelmäßige körperliche Aktivität**
- **soziale Kontakte**

Viele ältere Menschen sind mangelernährt, das heißt, sie erhalten über ihre normale tägliche Nahrung nicht genügend Mineralstoffe, Vitamine und andere wertvolle Lebensmittelbestandteile. Wichtig ist gerade für ältere Menschen, genügend Kalorien und vor allem Eiweiß zu sich zu nehmen. Mangelernährte Patienten bleiben um 80 Prozent länger im Krankenhaus und ihr Sterberisiko steigt auf das bis zu Fünffache. 20 Prozent der Todesfälle im Krankenhaus sind mit Mangelernährung verbunden.

Um genau das zu verhindern, muss regelmäßig ein Blutbild erstellt werden, damit man notfalls rechtzeitig einschreiten kann. So lassen sich Ernährungs- und Allgemeinzustand verbessern beziehungsweise erhalten und die Person bleibt länger aktiv und eigenständig.

Die Stiftung Warentest hat in ihrem lesenswerten Buch „Anti-Aging – Fit fürs Alter“ die Faktoren untersucht, die dazu führen, dass man 100 Jahre alt wird. Zu 20 bis 30 Prozent liegt es an den Erbanlagen. Hundertjährige rauchen niemals oder allenfalls ganz wenig und sie waren niemals übergewichtig.

Damit man die genetisch vorgegebene Lebenserwartung ausschöpfen kann, muss man sich also gesund ernähren und sich ausreichend bewegen. Auch eine intensive Stressbelastung ist für eine hohe Anzahl an Jahren nicht förderlich, ebenso wenig wie die Belastung durch Schadstoffpartikel in der Luft durch Nahrungszusätze und Arbeitsbedingungen. Hundertjährige sind kontaktfreudig, verträglich und da andere gut mit ihnen auskommen, sind sie in einen lebendigen Kreis von Verwandten, Freunden und Bekannten eingebunden. „Sie wissen, wie sie auch im hohen Alter noch andere für sich interessieren können, und tun, was möglich ist, um sich die Gesellschaft anderer zu erhalten." Sie nehmen am Weltgeschehen teil und kommentieren es auch noch. Sie werden nicht als „alt" wahrgenommen, sind geistig beweglich und haben eine weltoffene Einstellung, sodass ihre körperlichen Einschränkungen rasch in den Hintergrund treten.

Ganz wichtig für alle angehenden Hundertjährigen ist Bewegung. Dazu gehört auch schon das Treppensteigen. US-amerikanische Wissenschaftler fanden heraus, dass jede zu Fuß erklommene Etage eines Treppenhauses das Leben um vier Sekunden verlängern kann. Das bedeutet, dass eine Person, die im zweiten Stock wohnt und 40 Jahre lang morgens treppab zur Arbeit geht und abends treppauf zurückkommt, ihrem Leben mindestens drei zusätzliche Tage schenkt. Ebenfalls US-amerikanische Wissenschaftler sagen, dass an fünf Tagen der Woche mindestens 30 Minuten mäßig anstrengende körperliche Aktivität oder an drei Tagen mindestens 20 Minuten leicht herausfordernder Ausdauersport notwendig ist, um die Gesundheit über 65 zu erhalten. Dieses Training sollte zu den alltäglichen Routineaktvitäten, wie einkaufen oder den Hund ausführen, hinzukommen. Mäßig anstrengend heißt, dass man etwa in der Mitte liegt, wenn auf einer 10-Punkte-Skala sitzen 0 und sich völlig verausgaben 10 bedeutet. Das Herz schlägt dabei spürbar schneller und der Atem geht rascher. Das zeigt schon, dass die Bewertung unterschiedlich ist, je nachdem über welche Kondition man verfügt.

!

Peilen Sie auch die 100 an? Dann setzen Sie sich am besten gleich in Bewegung!

Wie sich Sport und Bewegung auswirken

- Die Körperzellen reagieren intensiver auf Insulin. Dieses Hormon ist wesentlich an der Kontrolle des Zuckergehalts im Blut beteiligt.
- Die Zusammensetzung der Blutfette verändert sich in die wünschenswerte Richtung.
- Der Blutdruck sinkt.
- Die an der Blutgerinnung beteiligten Blutplättchen kleben nicht mehr so leicht zusammen.
- Die gerinnselauflösende Aktivität im Blut nimmt zu.
- Die Herzfunktion wird besser.
- Die Sauerstoffaufnahme steigt.
- Sogar die sogenannten Telomere, die sich auf den Chromosomen, also unserem Erbmaterial, befinden und deren Verlust den vorzeitigen Tod bedeuten, stabilisieren sich durch Sport.

Auf den folgenden beiden Seiten finden Sie elf hilfreiche Tipps, wie Sie Ihrer Lebensuhr ein Schnippchen schlagen und Ihr biologisches Alter um einige Jahre zurückdrehen können. Dann können mit etwas Glück auch Sie es schaffen, gesund 100 Jahre alt zu werden!

!

Entsprechende Kurse bieten z. B. Volkshochschulen an.

!

Eine halbe Stunde Bewegung am Tag kann viel bewirken.

Special: Elf Tipps, wie Sie Ihr biologisches Alter reduzieren können

Jung bleiben und jung aussehen hat wenig mit Glück zu tun. Es gilt vielmehr einige Regeln zu befolgen, will man die biologische Uhr zurückdrehen:

1. Stress reduzieren Ob nun Aromaöle, ein heißes Bad oder entspannende Musik helfen – Hauptsache, Sie reduzieren den krank machenden Stress. Stressmanagement kann man lernen – ebenso wie Entspannungsverfahren wie progressive Muskelentspannung, autogenes Training oder Tai-Chi. Damit lassen sich die Hormonwerte normalisieren und die Menge an schädlichen Stresshormonen senken.

2. Sport treiben Bewegung baut Stress ab und verbessert die Durchblutung. Wichtig ist eine zu Ihrem Trainingszustand passende Mischung aus Ausdauersport und Muskelaufbautraining. Mit Letzterem beugen Sie dem altersbedingten Muskel- und Knochenabbau vor. Ausdauersport – dreimal pro Woche 30 bis 45 Minuten joggen, radeln oder schwimmen – hält schlank, stärkt das Herz und wirkt sich positiv auf die Psyche aus.

3. Gesund essen Gesundheitsfördernde Pflanzenstoffe, die Sie in diesem Buch kennenlernen, helfen den Zellen, besser mit schädlichen Stoffwechselprodukten fertigzuwerden. Damit verhindern sie das vorzeitige Absterben der Zellen und der Körper bleibt länger jung.

4. Gut schlafen Im Schlaf regeneriert sich der gesamte Organismus und schöpft neue Kraft. Die Selbstheilungskräfte bleiben erhalten – ein ganz wichtiger Faktor fürs Jungbleiben. Bei Schlafentzug steigt das Stresshormon Kortison, was unsere Immunabwehr herabsetzt. Außerdem steigern weniger als acht Stunden Schlaf nachweislich den Appetit!

▶▶

5. Nicht zunehmen Für Ihre Ernährung lautet das erste Gebot, die Energiezufuhr, also die Kalorienaufnahme, entsprechend dem zunehmend reduzierten Bedarf anzupassen. Wer schlank ist, belastet seinen Organismus am wenigsten und er hat bessere Chancen, älter zu werden. Alle Krankheiten, die mit Übergewicht einhergehen, rauben Lebensjahre und erhöhen das biologische Alter. Man reduziert es, wenn man im unteren Bereich des Normalgewichts liegt. Das heißt: Da leben Sie schon im Schlaraffenland und sollen doch ständig Nein sagen! Mit welchen Tipps und Tricks Ihnen das gelingt, erfahren Sie ab Seite 117.

!

Es gibt keinen Hundertjährigen, der Übergewicht hat.

6. Nicht rauchen Rauchen ist der Altmacher und Killer Nummer eins! Nikotin gefährdet Herz, Gefäße, Gehirn und verursacht Krebs – auch wenn einige bekannte betagte Kettenraucher uns das Gegenteil lehren wollen. Falls Sie rauchen, gewöhnen Sie es sich ab! Die Kilos, die Sie danach eventuell zunehmen, kriegen Sie mit den Tipps in diesem Buch wieder weg. Alkohol multipliziert das Risiko, durch Rauchen an Lungen- und Darmkrebs zu sterben – bei Frauen noch mehr als bei Männern.

7. Der Haut Gutes tun An der Haut zeigt sich unsere Lebensführung. Sie zeigt, ob der Körper ausreichend mit Vitaminen, Mineralien und sekundären Pflanzenstoffen versorgt ist. Stimmen die Nährstoffe und die Durchblutung, ist die Haut fest und rosig. Gesunde Ernährung, Sport und sorgfältige Pflege sind deshalb besonders wichtig. Schönheitsoperationen sind dagegen meist schmerzhaft und bergen Risiken. Gegen Falten helfen offensichtlich „faltenarme" Gene, der Verzicht aufs Rauchen und ein wirksamer Sonnenschutz. Auch den antioxidativen Pflanzenstoffen, die man z. B. in Beeren oder Tomaten findet, wird ein wenig Sonnenschutz und Glättung nachgesagt. Welche Zusätze von Pflegecremes eine Wirkung zeigen, erfahren Sie ab Seite 115.

▶▶

8. Das Gehirn optimal versorgen Dieses Organ muss besonders gut versorgt werden, damit keine Funktionseinschränkungen entstehen. Deshalb ist ihm in diesem Buch ein eigenes Kapitel gewidmet.

9. Die Sonne mit Verstand einsetzen Sonnenbäder sollten Sie Ihrem Hauttyp anpassen und unbedingt einen Sonnenbrand vermeiden. Die Haut vergisst nichts – das sollte sich inzwischen herumgesprochen haben. Doch Sonne in begrenztem Umfang ist gesund, damit der Körper mithilfe bestimmter UV-Strahlen Vitamin D bilden kann. Alles über die Vorteile und Probleme dieses Vitamins erfahren Sie in diesem Buch.

!

Das Zusammensein mit lieben Menschen hält uns jung.

10. Soziale Kontakte pflegen Freunde, ein Partner, dem man vertrauen kann und bei dem man sich aufgehoben fühlt, sowie eine intakte Familie halten jung. Diese Kontakte zu pflegen, sich auszutauschen und gemeinsam zu lachen, gilt bei Medizinern als Jungbrunnen.

11. Lieben und Sex haben Eine gute Beziehung hält jung. Falls bei der Liebe Probleme auftreten, sollten Sie sich an einen Arzt wenden und nicht auf die freizügigen Angebote von Internet & Co eingehen. Er kann feststellen, ob die Durchblutung stimmt und die Hormone ausreichen.

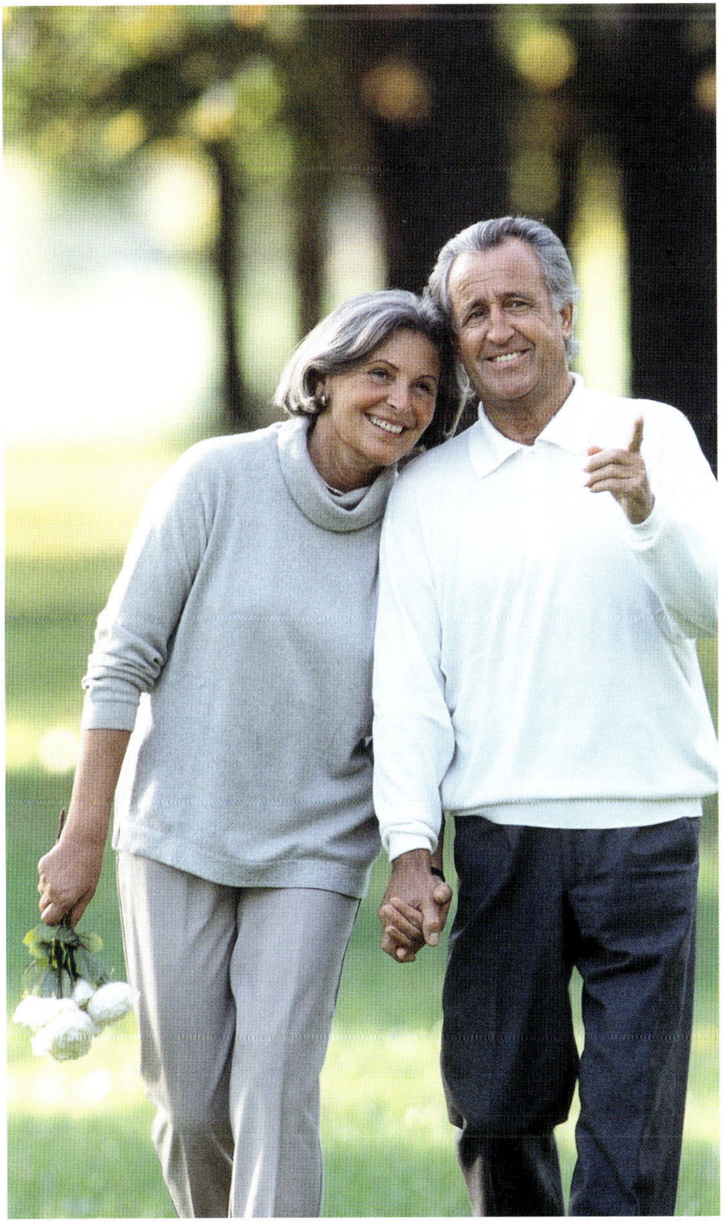

Eine gute Beziehung
und liebe Freunde
halten uns jung!

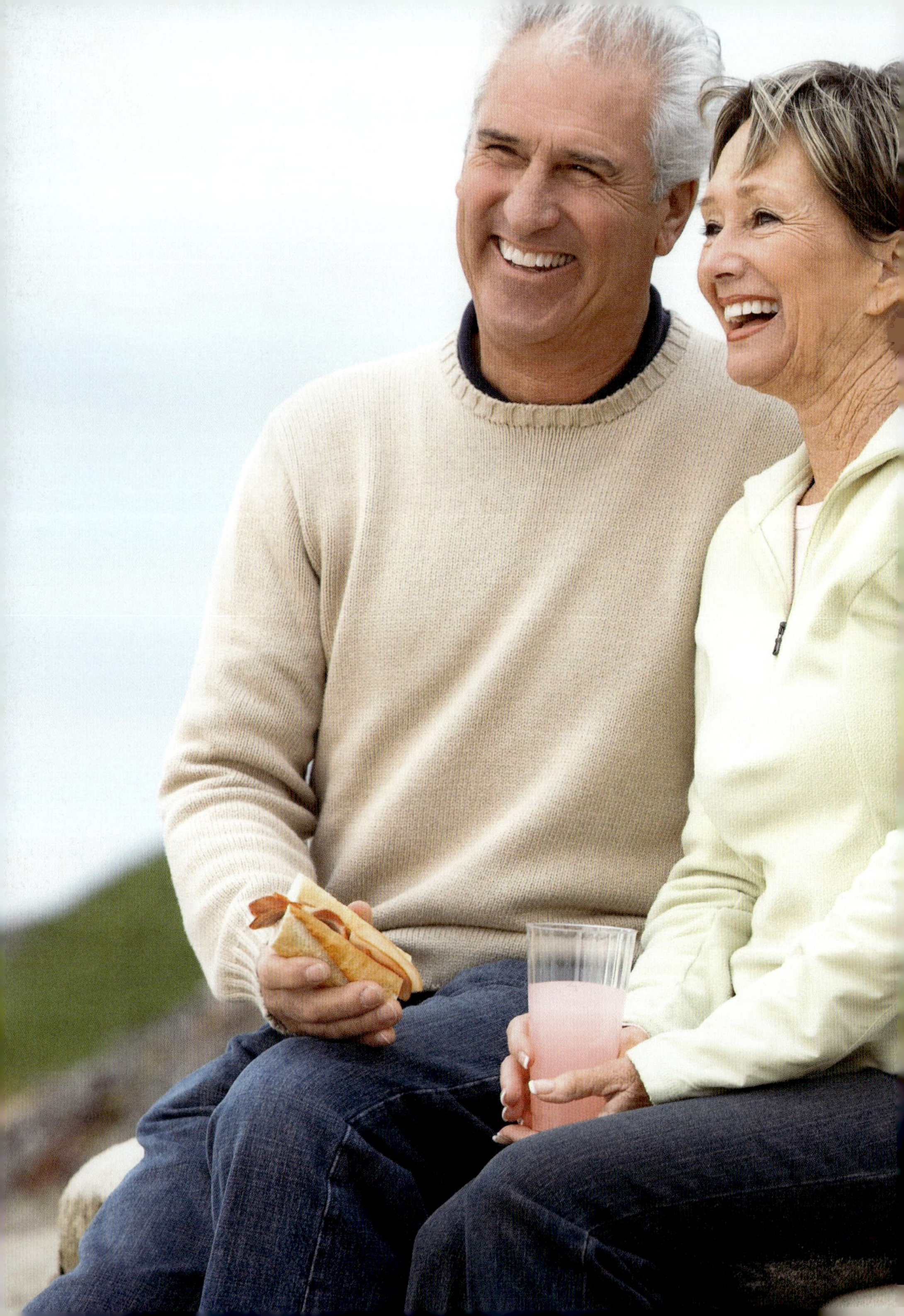

IHR PERSÖNLICHER JUNGBRUNNEN: DIE RICHTIGE ERNÄHRUNG

Natürlich gibt es ihn nicht, den sprichwörtlichen Jungbrunnen, in den man als alter Mensch hineinsteigt und knackig frisch wieder herauskommt. Auch die Quelle ewiger Jugend hat noch keiner gefunden. Aber unsere Lebensmittel enthalten eine Fülle von tollen Inhaltsstoffen, die unseren Körper und Geist ein Leben lang vital und gesund erhalten können. Welche Nährstoffe das im Einzelnen sind und wie Sie sich optimal damit versorgen, lesen Sie in diesem Kapitel.

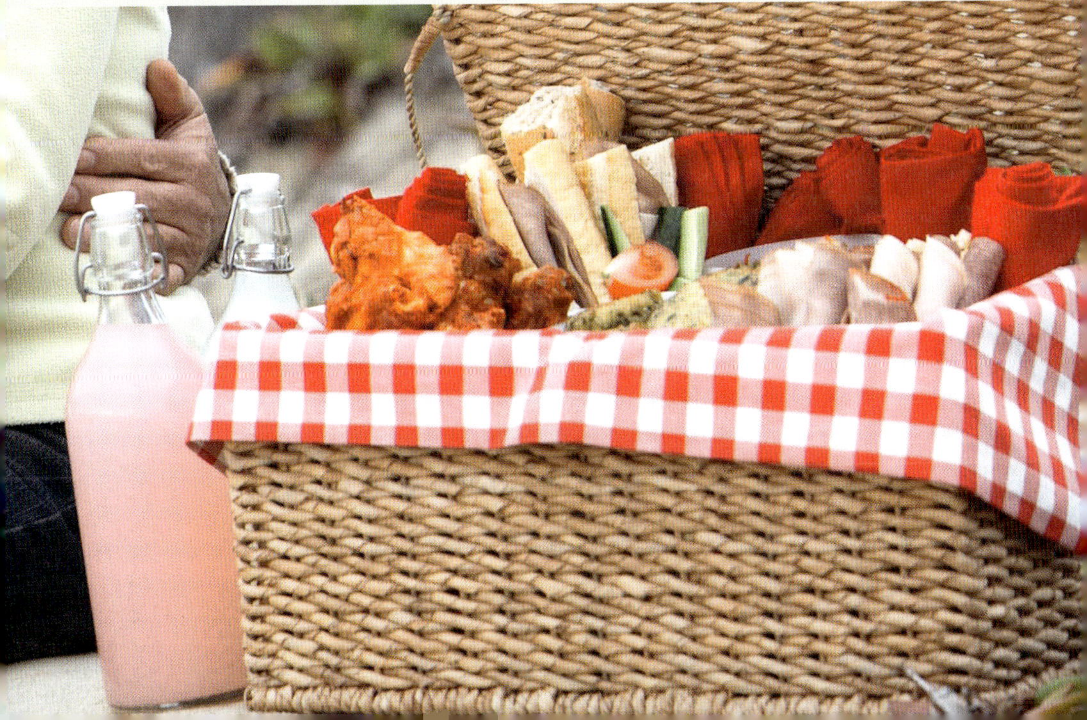

Worauf es jetzt besonders ankommt

60 Prozent aller über 70-Jährigen, die in stationäre Behandlung – also ins Krankenhaus – kommen, zeigen Zeichen einer schweren Fehlernährung. Häufig liegen ein Vitaminmangel und eine Unterversorgung mit Spurenelementen wie Zink, Selen und Magnesium vor, oft auch noch ein Flüssigkeitsmangel. Dass sich das auf die Jugendlichkeit und Gesundheit auswirkt, ist selbstverständlich. Der Körper wird schlaff, der Leib ist aufgedunsen, Hände und Füße sind schlecht durchblutet.

> **!**
>
> Ein Nährstoffmangel muss heute nicht mehr sein. Wichtig ist eine ausgewogene Ernährung.

Generell verändert sich der Nährstoffbedarf deutlich, wenn man älter wird. Man braucht dann zwar weniger Kalorien, dafür aber mehr Vitamine und andere wertvolle Nährstoffe. Die Stiftung Warentest schreibt: „Einen regelrechten Mangel an Nährstoffen gibt es in der Bundesrepublik kaum. Für einige Vitamine und Mineralstoffe könnte es aber besser aussehen, wenn wir uns nur ausgewogen ernähren würden."

Aber ernähren wir uns ausgewogen? Besonders wenn wir älter werden? So manches Mal fühlen sich Betroffene mit Nährstoffmangel nicht gut und schieben dies auf ihr fortgeschrittenes Alter, doch in Wirklichkeit haben sie nur einen Vitamin- oder Mineralstoffmangel. Damit Ihnen das nicht passiert und Sie Ihre

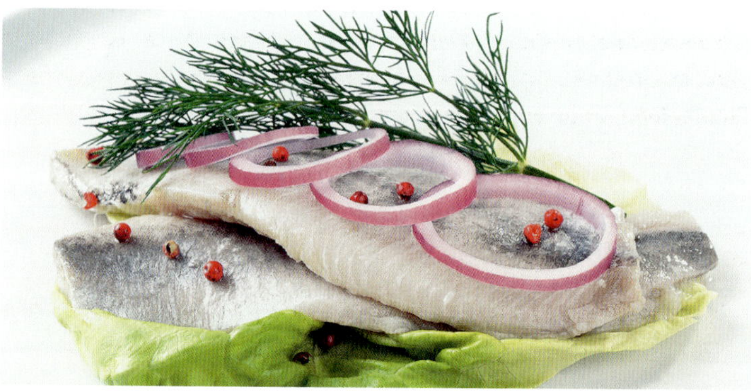

Vitamin-D- und Jodmangel lässt sich mit dem regelmäßigen Verzehr von Meeresfisch, wie Hering, vorbeugen.

körperliche und geistige Fitness erhalten, werden auf den folgenden Seiten all diejenigen Vitamine, Mineralstoffe und sonstigen wichtigen Nährstoffe vorgestellt, die Sie mit zunehmendem Alter besonders brauchen. Manche davon, wie die Folsäure, sind generell kritisch, unabhängig vom Alter. Andere werden hauptsächlich dann schwierig, wenn man älter wird. Diese Kenntnisse sind vor allem wichtig für Sie, um festzustellen, ob Sie die Lebensmittel, in denen sie reichlich enthalten sind, auch essen – und ob die Werbeaussagen diverser Präparateanbieter berechtigt sind.

Verzehrsstudie belegt Defizite bei kritischen Nährstoffen
In der Verzehrsstudie des Bundesministeriums für Ernährung, Landwirtschaft und Verbaucherschutz (BMELV) fand man heraus, dass bei den meisten Vitaminen die Referenzwerte der Deutschen Gesellschaft für Ernährung (DGE) für die Nährstoffzufuhr in etwa eingehalten werden. Deutlich unter den empfohlenen Werten liegt jedoch die Aufnahme von **Vitamin D und Folsäure.** Von Letzterem benötigen 79 Prozent der Männer und 86 Prozent der Frauen mehr – und diese Anteile steigen auch noch mit zunehmendem Alter! 82 Prozent der Männer und 91 Prozent der Frauen unterschreiten auch die Empfehlung für die Vitamin-D-Zufuhr – dies gilt besonders für Senioren.

Die Mineralstoffe Natrium, Kalium, Magnesium und Zink werden mehr aufgenommen, als man eigentlich benötigt. Dagegen ist **Jod** nach wie vor ein Risikomineralstoff. Wenn kein Jodsalz verwendet wird, erreichen 96 Prozent der Männer und 97 Prozent der Frauen die Empfehlung für die Jodzufuhr nicht. Würde das gesetzlich zugelassene jodierte Salz für alle Speisen eingesetzt, würden nur noch 28 Prozent der Männer und 53 Prozent der Frauen unter der Empfehlung für die Jodzufuhr liegen. Ein weiterer kritischer Nährstoff ist **Kalzium**, von dem nur 61 Prozent der älteren Männer und 65 Prozent der älteren Frauen (65 bis 80 Jahre) die empfohlenen Referenzwerte erreichen.

Vitamine

Wenn Sie älter werden, sollten Sie darauf achten, die folgenden Vitamine in ausreichender Menge zu sich zu nehmen.

Folsäure

!

Folsäure kann vor Herzinfarkt und Schlaganfall schützen.

Wozu brauchen Sie Folsäure? Folsäure hat viele Funktionen im Körper. Es wird z. B. gemeinsam mit Vitamin B_{12} und Eisen zur Bildung der roten Blutkörperchen und der weißen Blutzellen benötigt. In mehreren wissenschaftlichen Studien wurde bewiesen, dass das Vitamin eine gute Wirkung gegen Kreislauferkrankungen wie Herzinfarkt und Schlaganfall hat.

!

1 µg (Mikrogramm) = 1 Tausendstel Milligramm

Wie viel Folsäure brauchen Sie? Bakterien stellen einen Teil der benötigten Folsäure bereit. Zusätzlich sollten Erwachsene mit der Nahrung täglich 400 µg aufnehmen. Diese Empfehlung berücksichtigt, dass nur etwa die Hälfte der in Nahrungsmitteln vorhandenen Folsäure aufgenommen wird, und bezieht Sicherheitszuschläge mit ein. Quer durch alle Altersgruppen nehmen jedoch alle nur die Hälfte des Bedarfs zu sich.

In welchen Lebensmitteln kommt Folsäure vor? Sie sollten bewusst darauf achten, folsäurereiche Lebensmittel zu essen (siehe Tabelle). Generell ist es besser, Folsäure aus natürlichen Quellen zu sich zu nehmen, da festgestellt wurde, dass von Männern, die zehn Jahre lang Folsäurepräparate eingenommen hatten, im Untersuchungszeitraum 10 Prozent an Krebs der Vorsteherdrüse (Prostata) erkrankt waren. Wenn man dann noch weiß, dass in der Regel nur Männer als Versuchspersonen dienen, kann man sich vorstellen, dass derartige Präparate für Frauen auf Dauer auch nicht gesund sind.

Fazit: Wenn ein Folsäuremangel vom Arzt festgestellt wurde, spricht nach derzeitigem Kenntnisstand wohl nichts gegen eine kurzfristige Einnahme. Auf Dauer ist es jedoch besser, wenn Sie auf eine ausreichende natürliche Zufuhr achten.

So decken Sie den Tagesbedarf von etwa 400 µg Folsäure

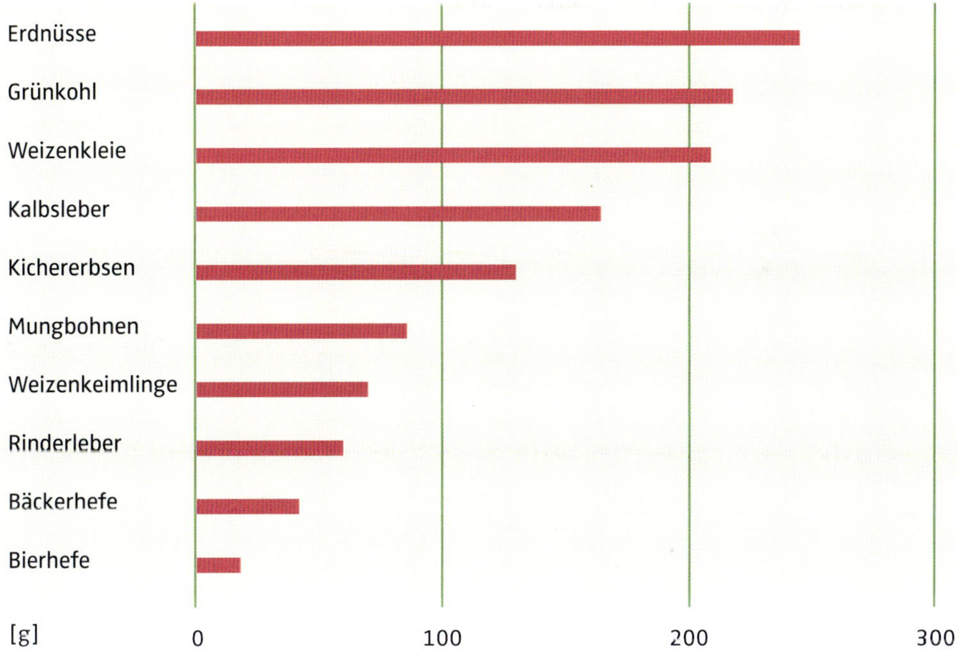

Wie wirkt sich ein Mangel aus? Ein Folsäuremangel kann lange kompensiert werden, sodass man ihn erst relativ spät bemerkt. Frühsymptome sind Appetitlosigkeit, Übelkeit, Schmerzen und Brennen der Zunge, Erbrechen und erhöhte Temperaturen. Das Blutbild ist verändert, das Lymphsystem wird zurückgebildet, woraus sich eine Immunschwäche ergibt. Schleimhautveränderungen in der Mundhöhle und im Darm führen zu Durchfällen und Aufnahmestörungen.

Ein Folsäuremangel kann durch die folgenden Ursachen entstehen:

- durch unzureichende Zufuhr mit der Nahrung, wobei hier Zubereitungsverluste besonders hoch sind
- durch einseitige Ernährung
- durch Medikamente wie Acetylsalizylsäure und Antibiotika
- durch hohen Alkoholkonsum
- durch eine Unterversorgung mit Eisen, Vitamin C und Vitamin B_{12}
- durch Magen-Darm-Erkrankungen mit Aufnahmestörungen
- durch spezielle Erkrankungen (Zöliakie, Morbus Crohn)

Vitamin D

Wozu brauchen Sie Vitamin D? Vitamin D, im Fachjargon als Calciferol bezeichnet, stellt ein Problem dar: Etwa die Hälfte der älteren Bevölkerung in Deutschland, vor allem Frauen, weisen eine deutliche, klinisch relevante Unterversorgung auf.

Vitamin D übernimmt zahlreiche Aufgaben im Körper. Für die Bildung der Knochen und der Zähne ist es unbedingt erforderlich. Es steuert den Phosphathaushalt, verbessert die Kalziumaufnahme aus der Nahrung und hilft beim Einbau von Kalzium in die Knochen. Es koordiniert die Muskelfunktion und ist wesentlich für die Muskelkraft, indem es die Muskelfasern schützt. Schließlich beeinflusst es die Bildung von Haaren und Haut und wirkt regulierend auf das körpereigene Abwehrsystem.

!

Vitamin D wirkt wie ein Schutzschild für den Körper.

Es hat eine Schutzwirkung gegenüber Krebs; so erkranken Menschen mit einem hohen Vitamin-D-Spiegel seltener daran. Wissenschaftler der Universität Oslo in Norwegen konnten zeigen, dass bei bestimmten Krebsformen (z. B. Darm-, Brust- und Lungenkrebs) ein höherer Vitamin-D-Spiegel im Blut bessere Überlebenschancen bietet. Außerdem kann Vitamin D in gewissem Umfang vor Diabetes, Herz-Kreislauf-Erkrankungen, Bluthochdruck und Depressionen schützen.

Warum nennt man Vitamin D das Sonnenvitamin? Vitamin D ist kein Vitamin im eigentlichen Sinne, denn unser Körper kann es bei ausreichender Sonneneinstrahlung selbst bilden: in der Haut aus Cholesterin. Dabei unterliegt die körpereigene Bildung starken Schwankungen. Dies betrifft die Tageszeit, den Breitengrad und die Jahreszeit, denn die entsprechenden Wellenlängen des Sonnenlichts, die eine Vitamin-D-Bildung ermöglichen, werden jenseits des 40. Breitengrades – also bei uns – im Winter durch die schräge Sonneneinstrahlung in der Atmosphäre herausgefiltert. Das heißt: Im Winter, genauer: zwischen November und April, können wir selbst kein Vitamin D bilden.

Dagegen können bei optimaler Sonneneinstrahlung im Sommer bei jüngeren Menschen bis zu 250 µg Vitamin D entstehen, und nur dann genügen fünf bis 15 Minuten sonnenbaden beziehungsweise ein Spaziergang bei Sonnenlicht, um den Tagesbedarf zu decken. Gebräunte Haut, Sonnencremes und getönte Scheiben schränken diese Bildung jedoch ein. Deren UV-Filter können die Vitamin-D-Bildung in der Haut sogar völlig unterbinden. Dennoch werden etwa 90 Prozent des Vitamin-D-Bedarfs über die Sonne gedeckt. Am besten gehen Sie also in den Sommermonaten täglich in die Sonne. Dabei sollten Sie in den ersten zehn Minuten keinen Sonnenschutz auftragen und die pralle Mittagssonne zwischen 12 und 15 Uhr meiden. Da der Körper über beträchtliche Speicherkapazitäten in der Leber und im Fettgewebe verfügt, übersteht man einen kurzfristigen Vitamin-D-Mangel im Winter ohne größere Beeinträchtigung.

!

Achten Sie besonders in den Wintermonaten auf eine Vitamin-D-reiche Kost.

Wie viel Vitamin D brauchen Sie? Der Bedarf an Vitamin D steigt mit zunehmendem Alter. Bei ausreichender Sonnenbestrahlung benötigen Erwachsene über 50 Jahre 10 bis 15 µg Vitamin D pro Tag zusätzlich über die Nahrung.

In welchen Lebensmitteln kommt Vitamin D vor? Am meisten Vitamin D ist im Leberfett von Meerestieren enthalten. Lebertran liegt mit 300 µg/100 Gramm an der Spitze (1 µg entspricht einem Tausendstel Milligramm). Weitere gute Vitamin-D-Quellen finden Sie in der folgenden Tabelle.

Durchschnittlicher Vitamin-D-Gehalt einiger Vitamin-D-reicher Lebensmittel

100 g LEBENSMITTEL	µg VITAMIN D
Lebertran	300
geräucherter Aal	90
geräucherte Sprotte	32
Bückling	30
Hering (Atlantik)	27
Aal	20
Lachs	16
Schwarzer Heilbutt (Grönland)	15
Lachs in Dosen	12
Austern	8
Echter Kaviar	5,9
Weißer Heilbutt	5
Makrele	4
Schmelzkäse (45 % Fett i.Tr.), Speisemorcheln, frische Steinpilze	3,1
frische Pfifferlinge	2,1
frische Champignons	1,9
Eigelb	1,75
Goudakäse (45 % Fett i.Tr.)	1,3

Wann kommt es zu einem Mangel? Mangelerscheinungen entstehen in erster Linie dann, wenn die Lichtzufuhr dauerhaft nicht ausreicht oder wenn bei zu geringer Lichtmenge zu wenig Vitamin D mit der Nahrung zugeführt wird. Im Normalfall reicht eine alleinige Vitamin-D-Versorgung mit der Nahrung nicht aus, um Mangelerscheinungen zu verhindern, insbesondere bei einer rein vegetarischen Kost. Deshalb ist ausreichende Sonneneinstrahlung so wichtig. Von einem Mangel gefährdet sind daher gerade schwer kranke, bettlägrige Personen. Doch ältere Menschen sind generell, selbst wenn sie sich im Freien aufhalten, eine wesentliche Risikogruppe für eine Vitamin-D-Unterversorgung, da in ihrer Haut nur noch ein Viertel bis halb so viel Vitamin D wie bei jungen Erwachsenen gebildet wird.

Außerdem können im Alter ein Nachlassen der Nierenfunktion und Arzneimitteleinnahmen (z. B. spezielle Antibiotika und Kortison) einen Mangel begünstigen. Bei Übergewichtigen wird das fettlösliche Vitamin an den Körperfettanteil gebunden. Infolgedessen ist im Blut ebenfalls zu wenig davon vorhanden.

!

Gehen Sie mit zunehmendem Alter länger in die Sonne.

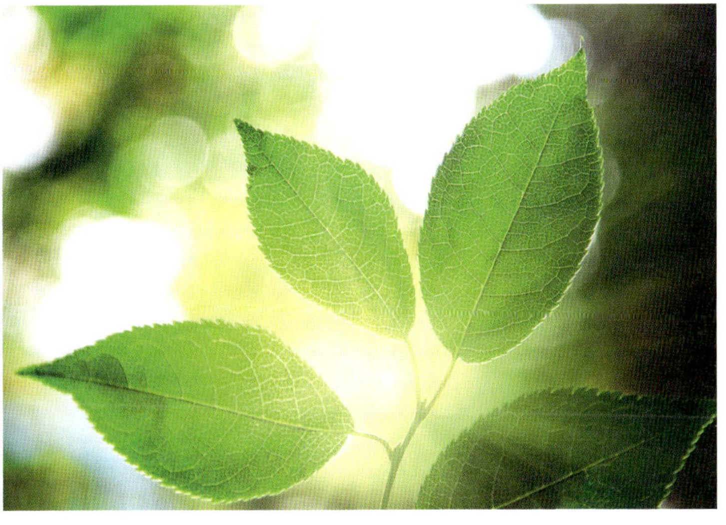

Ihren Tagesbedarf an Vitamin D decken Sie bereits mit einem kleinen Spaziergang.

!

Ein Mangel an Vitamin D beeinträchtigt die Denkleistung und erhöht das Risiko von Knochenbrüchen.

Wie wirkt sich ein Mangel aus? Seit einiger Zeit weiß man, dass ein Vitamin-D-Mangel das Risiko von Typ-1- und Typ-2-Diabetes erhöht, insbesondere bei Personen mit Übergewicht. Britische Wissenschaftler fanden außerdem einen Zusammenhang zwischen Vitamin-D-Mangel und dem Rückgang der Hirnleistung. Je niedriger der Vitamin-D-Spiegel im Blut der knapp 2.000 Studienteilnehmer über 65 Jahren war, desto schlechter waren die Denkleistungen in entsprechenden Tests. Auch Ohrensausen und ein Verlust des Gehörs wird mit einem Vitamin-D-Mangel in Verbindung gebracht.

Ein gestörter Knochenstoffwechsel, kombiniert mit einer schwachen Muskulatur, beides Folge eines Vitamin-D-Mangels, kann besonders im Alter mit einem sichtlich erhöhten Risiko für sturzbedingte Knochenbrüche einhergehen. Altersforscher empfehlen Menschen ab 60 Jahren daher täglich 20 µg Vitamin D als Nahrungsergänzung. Studienergebnisse zeigten, dass Patienten, die zwischen 17,5 und 25 µg Vitamin D täglich einnahmen, 34 Prozent seltener stürzten und 20 Prozent weniger Knochenbrüche erlitten. Mehr als die zehnfache Menge des Tagesbedarfs sollten Sie jedoch vermeiden, das heißt, die Obergrenze von 50 µg nicht überschreiten.

Vitamin B_1

Wozu brauchen Sie Vitamin B_1? Dieses Vitamin, auch Thiamin genannt, ist unter anderem an der Erhaltung von Nervengewebe und Herzmuskel, an Wachstum und Energieversorgung beteiligt. Besonders wichtig ist es für den Kohlenhydratstoffwechsel und das Nervensystem, da beides eng zusammenhängt: Das Gehirn deckt seinen Energiebedarf überwiegend aus der Verwertung von Zucker (Glukose). Ist der Kohlenhydratstoffwechsel gestört, hat dies entsprechende Folgen für das Gehirn.

Wie viel Vitamin B_1 brauchen Sie? Erwachsene Frauen benötigen täglich etwa 1,0 bis 1,2 mg, Männer 1,4 mg. Bei geringerer körperlicher Aktivität benötigen auch Männer nur 1,2 bis 1,0 mg/Tag. Bei alten Menschen, bei körperlich schwer arbeitenden Menschen, in Stresssituationen und bei starkem Alkoholkonsum ist der Vitamin-B_1-Bedarf erhöht.

In welchen Lebensmitteln kommt Vitamin B_1 vor? Besonders viel Vitamin B_1 finden Sie in Hefe, Weizenkeimen und -keimlingen, Roggenkeimlingen und Sonnenblumenkernen.

So decken Sie den Tagesbedarf von etwa 1,2 mg Vitamin B_1

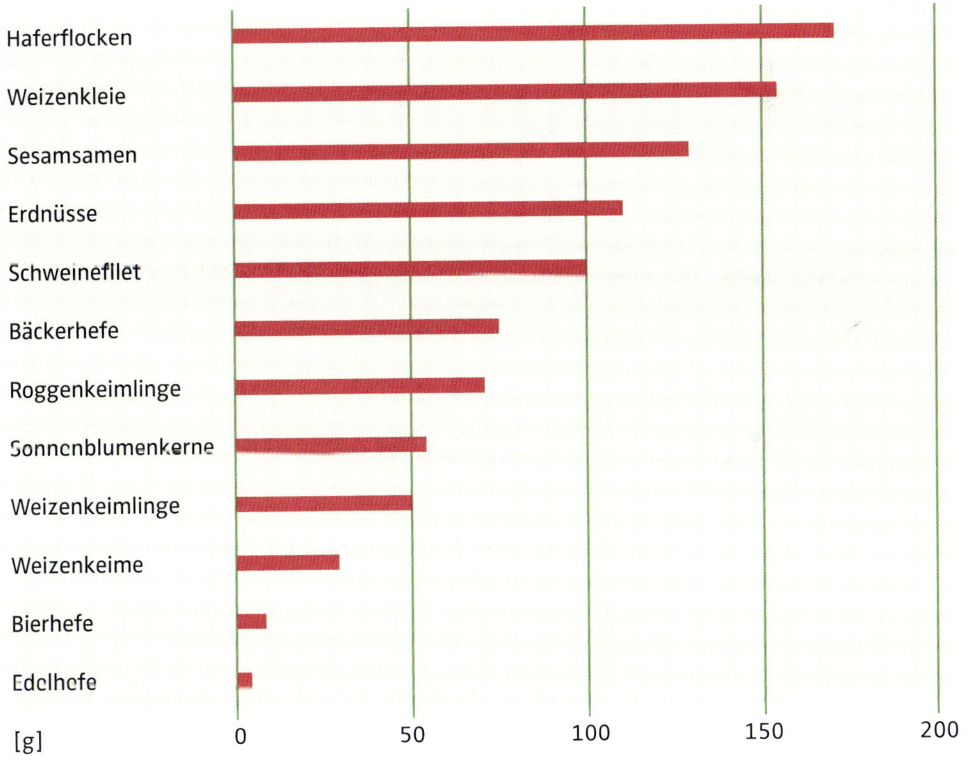

Wie wirkt sich ein Mangel aus? Zu einem Vitamin-B_1-Mangel kann es bei Diabetes, schweren Leberstörungen und einer Schilddrüsenüberfunktion kommen. Die Verzehrsstudie der BRD zeigte, dass 21 Prozent der Männer und 32 Prozent der Frauen die empfohlene tägliche Zufuhr von Vitamin B_1 nicht erreichen. Bei älteren Frauen (65 bis 80 Jahre) liegt dieser Wert sogar bei 40 Prozent. Mittlere Versorgungsmängel können zu Herzbeschwerden und -störungen bei geringer Anstrengung, Wadenkrämpfen, Herabsetzung der Magensaftsekretion, erhöhter Infektanfälligkeit, Appetitlosigkeit bis hin zu Magersucht, Reflexstörungen, Müdigkeit, Konzentrationsschwäche, Reizbarkeit, verminderter Toleranz gegenüber Außeneinflüssen wie z. B. Lärm, zu Depressionen und Angstzuständen führen.

Vitamin B_{12}

!

Vitamin B_{12} schützt die Nerven und ist wichtig für die Blutbildung.

Wozu brauchen Sie Vitamin B_{12}? Das Vitamin (auch Cobalamin oder Cyanocobalamin) hat unter anderem eine wichtige Funktion für die blutbildenden Zellen des Knochenmarks und diejenigen des Verdauungstrakts. Es ist generell für die Zellneubildung erforderlich, vor allem für Nerven- und Blutgewebe sowie für die Reifung von Haut- und Schleimhautzellen. Zusätzlich verwandelt es Folsäure in seine aktive Form und gilt als Nervenschutzvitamin, da es z. B. die Schutzhülle um die Nerven stärkt.

Wie wird Vitamin B_{12} aufgenommen? Nur etwa ein Prozent des im Darm befindlichen Cobalamins gelangt frei durch die Darmwand in den Körper. Beim gesunden Menschen wird Vitamin B_{12} hauptsächlich aktiv über die Nahrung im Verdauungstrakt aufgenommen. Dabei hängt die Aufnahme stark von der Höhe der mit einer Mahlzeit aufgenommenen Menge ab. Je größer diese ist, umso geringer ist die Aufnahmerate. Deshalb können aus der in einer Mahlzeit vorhandenen Cobalaminmenge nur etwa maximal 1,5 µg aufgenommen werden. Folglich ist es günstiger, häufig kleine Vitamin-B_{12}-Mengen zuzuführen. Bei sehr hohen Dosen, wie sie in Medikamenten anzutreffen sind, gewinnt die Vitamin-B_{12}-Aufnahme durch freie Diffusion an Bedeutung. Enthält ein Vitaminpräparat z. B. 500 µg Cobalamin, gelangen unabhängig von den maximal 1,5 µg aktiv aufgenommenen Mengen auf jeden Fall ein Prozent – in diesem Fall 5 µg – frei in den Körper.

Kann der Körper Vitamin B_{12} speichern? Im Unterschied zu den restlichen B-Vitaminen kann B_{12} in beträchtlichen Mengen gespeichert werden. 60 Prozent davon sind in der Leber und rund 30 Prozent in der Muskulatur deponiert. Der Vorrat reicht für drei bis fünf Jahre. Dies erklärt, warum Veganer bei vorher normal gefüllten Speichern erst nach vielen Jahren einen Mangel entwickeln können. Ernährt man sich komplett ohne Vitamin B_{12}, ist sein Gehalt erst nach ein bis vier Jahren um die Hälfte reduziert.

Wie viel Vitamin B_{12} brauchen Sie? Um Mangelerscheinungen zu vermeiden, sollten Sie im Mittel 3 µg täglich aufnehmen; darin sind Aufnahmeverluste von ca. 50 Prozent berücksichtigt. Bei normaler Mischkost nimmt man etwa 2 bis 5 µg täglich zu sich. Gesunde Mischkostesser sowie Vegetarier, die Eier, Milch und Milchprodukte verzehren, sind ausreichend damit versorgt. Manche Krankheiten und Medikamente erhöhen den Bedarf jedoch.

In welchen Lebensmitteln kommt Vitamin B_{12} vor? Vitamin B_{12} kommt fast nur in tierischen Produkten wie Fleisch, Wurst, Milch und Milchprodukten vor, da diese mit Bakterien besiedelt sind, die das Vitamin bilden. Hohe Mengen finden Sie z. B. in Innereien und Herz von Kalb, Rind, Schwein sowie Lamm. Auch Seefische sind oft reich daran (siehe Tabelle).

Allerdings ist das Vitamin auch auf den Schalen von Früchten

!

Erde ist ein wahres Vitamin-B_{12}-Paradies.

und Gemüse zu finden, die nicht gewaschen wurden, da sich in der Erde viele Bakterien tummeln. Algen wie Spirulina und fermentierte Sojaprodukte sind dagegen keine geeigneten Vitamin-B_{12}-Quellen. Sie enthalten größtenteils Analoge.

Durchschnittliche Vitamin-B_{12}-Gehalte verschiedener Lebensmittel

100 g LEBENSMITTEL	µg VITAMIN B_{12}
Rinderleber	65
Schweineleber	39
Rinderniere	33,4
Austern	15
Salz- oder Pökelhering	13
Kalbsherz, Ostseehering	11
Bückling	9,7
Makrele	9
Rindfleisch	5,0
Rotbarsch	3,8
Seelachs	3,5
Camembert (45 % i. Tr.)	3,1
Emmentaler, Lachs	3
Tilsiter	2,5

!

Ein Mangel entsteht nur, wenn das Vitamin nicht aufgenommen werden kann.

Besteht bei Ihnen die Gefahr eines Mangels? In Studien fand man bei etwa 10 bis 30 Prozent der älteren gesunden Personen über 65 Jahren einen Vitamin-B_{12}-Mangel. Allerdings ist die Ursache dafür in der Regel nicht eine zu geringe Zufuhr über die Nahrung, sondern eine verminderte Aufnahme. Das sensible System der aktiven B_{12}-Aufnahme über den Intrinsic Factor ist das schwächste Glied in der Kette.

Ein Problem ist dies bei einer chronischen Magen- und Darmerkrankung, einer krankhaften Darmbesiedlung (z. B. durch den Fischbandwurm), verschiedenen angeborenen Störungen des Cobalaminstoffwechsels und einer chronischen Magenschleimhautentzündung (Stichwort Helicobacter pylori). Auch manche Medikamente, ein Mangel an Magensäure – wie er vor allem bei älteren Menschen vorkommt – sowie eine vorangegangene Entfernung des Magens und damit der Intrinsic-Factor-Produktion führen zu einem Defizit. Wem aufgrund von Krebs die Blase entfernt und ein Ersatzorgan aus dem Dünndarm platziert wurde, der kann das Vitamin ebenfalls nicht mehr aufnehmen. In all diesen Fällen muss es regelmäßig (einmal alle vier bis zwölf Wochen) gespritzt werden. Geschieht dies nicht, muss man mit Lähmungserscheinungen rechnen.

Wie wirkt sich ein Mangel aus? Ein Vitamin-B_{12}-Mangel beeinträchtigt nahezu den gesamten Körper. Er beginnt in der Regel mit unspezifischen Symptomen wie leichter Ermüdbarkeit, allgemeiner Schwäche und Herzklopfen. Haut und Schleimhäute werden blass. Diese Krankheitszeichen können einem echten Mangel um Jahre vorausgehen.

Schließlich ist der Gehalt an roten Blutkörperchen vermindert und das Blutbild zeigt charakteristische große Blutkörperchen. Man erkennt diesen Mangel auch an Zungenbrennen oder Zungenentzündungen. Weitere Symptome sind Kribbeln oder Einschlafen von Händen und Füßen. Gleichzeitig treten andere Vitaminmängel und ein Eisendefizit auf. Schwindet der Sehnerv, muss sofort hoch dosiert Vitamin B_{12} gegeben werden. Wird die Mangelerscheinung in diesem Stadium entdeckt, kann man die Symptome durch entsprechende Cobalamingaben beseitigen. Bei Veganern allerdings wird durch ihre normalerweise sehr gute Versorgung mit dem B-Vitamin Folsäure ein Vitamin-B_{12}-Mangel sehr leicht übersehen und möglicherweise erst zu spät erkannt.

!

Lassen Sie Ihren Vitamin-B_{12}-Status alle zwei bis drei Jahre überprüfen.

Hält der Mangel an, tritt das zweite Erscheinungsbild des akuten Vitamin-B_{12}-Mangels auf – man nennt dies funikuläre Myelose. Hier kommt es zur Beeinträchtigung der Nervenscheiden, wodurch sehr rasch unheilbare Schäden am Nervensystem auftreten können.

Ab 60 sollten Sie Ihre Vitamin-B_{12}-Versorgung alle zwei bis drei Jahre überprüfen lassen. Dies gilt insbesondere für Veganer und Ovo-Lakto-Vegetarier, um die zahlreichen gesundheitlichen Vorteile ihrer Ernährungsformen nicht unnötig zu gefährden.

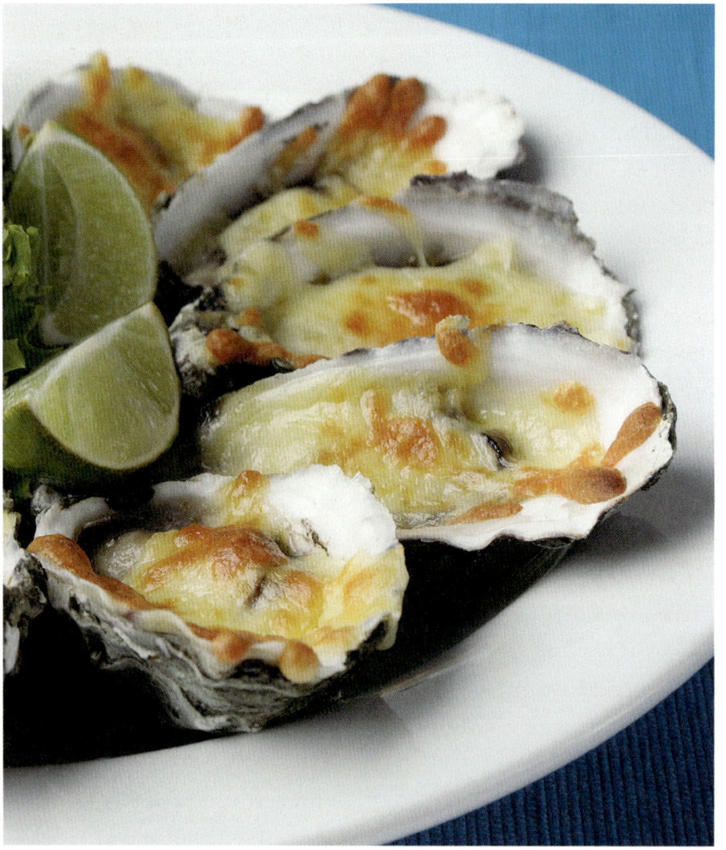

Vitamin B_{12} kommt fast nur in tierischen Produkten vor. Austern liefern reichlich davon.

Mineralstoffe

Wir benötigen auch diverse Mineralstoffe, um gesund zu bleiben. Jeder einzelne ist wichtig, da sie sich in ihrer Funktion nicht gegenseitig ersetzen können. Im Unterschied zu manchen Vitaminen werden Mineralstoffe vom Körper jedoch nicht verbraucht. Da sie aber z. B. über den Schweiß oder Urin wieder ausgeschieden werden, müssen wir sie ebenfalls stetig zu uns nehmen.

Der Bedarf an Eisen sinkt bei Frauen, wenn sie die Wechseljahre hinter sich haben. Dadurch, dass der monatliche Verlust entfällt, benötigen sie dann nur noch so viel wie Männer. Auch einer vegetarischen Lebensweise steht dann nichts im Wege. Dennoch ist ein Eisenmangel möglich. Sie bemerken dies insbesondere, wenn Sie sich ständig müde und erschöpft fühlen. Jedoch schadet ein Zuviel an Eisen ebenso. Ohne den Eisenstatus beim Arzt abklären zu lassen, sollten Sie daher auf keinen Fall zur Selbstmedikation greifen.

Manche Mineralstoffe verzögern die Hautalterung, indem sie deren natürliche Nährstoffversorgung unterstützen. Silizium stärkt z. B. den Zusammenhalt der Zellen, macht die Haut dichter und fester und erhält ihre natürliche Feuchtigkeit, sodass weniger Trockenheitsfältchen entstehen. Magnesium hilft den Hautzellen, sich selbst besser mit Sauerstoff zu versorgen. Kalzium soll ebenso wie Phosphor den Erneuerungsprozess der Zellen unterstützen. Dadurch wird die Haut wieder dicker und glatter. Phosphor nehmen wir in der Regel mehr als genug zu uns.

> !
>
> Faustformel: Ihr Bedarf ist gedeckt, wenn Ihr Körper gesund und leistungsfähig bleibt.

> !
>
> Mineralien sind effektive Anti-Aging-Waffen für die Haut.

Jod

Jod ist ein Mineralstoff, an dem bei uns typischerweise ein Mangel herrscht, ganz unabhängig vom Alter. Jod wird als Salz oder gebunden an andere Nahrungsbestandteile aufgenommen und gelangt über das Blut zum sogenannten Natrium-Iodid-Symporter (NIS) in der Schilddrüse, der es anreichert.

!

Unser Jodspeicher reicht für etwa ein halbes Jahr.

Etwa 10 bis 20 mg Jod haben wir im Körper, fast alles davon in der Schilddrüse. Dieser Speicher reicht theoretisch ein halbes Jahr lang für die Produktion von Schilddrüsenhormonen. Eine kurzzeitig erniedrigte Jodzufuhr bedeutet somit nicht sofort auch einen Jodmangel.

Wozu brauchen Sie Jod? Eine gute Jodversorgung benötigen Sie für einen ausreichenden Schilddrüsenhormonspiegel. Eine jodarme Ernährung führt nicht nur zum Kropf, sondern kann auch die Entstehung einer Schilddrüsenkrebserkrankung begünstigen.

Wie viel Jod brauchen Sie? Die wünschenswerte Höhe der täglichen Jodzufuhr beträgt ab 51 Jahren 180 µg am Tag. Einen erhöhten Jodbedarf haben Sie als Veganer oder wenn Sie an einer Jodmangelkrankheit leiden.

Ohne Verwendung von Jodsalz liegt die tägliche Jodzufuhr über die Nahrung in der Regel zwischen 30 und 70 µg Jod bei Erwachsenen – also nur etwa bei einem Drittel des empfohlenen Werts. Die Differenz kann über die Ernährung nur gedeckt werden, wenn man regelmäßig Lebensmittel isst, die jodreich sind und mit Jodsalz hergestellt werden, und wenn man zusätzlich in Haushalt, Gastronomie und Gemeinschaftsverpflegung Jodsalz verwendet. Eine einmalige Seefischmahlzeit pro Woche reicht jedenfalls zur Deckung des Bedarfs nicht aus.

!

In Ihrem Küchenschrank sollte nur noch Jodsalz stehen.

In welchen Lebensmitteln kommt Jod vor? Eine gute Jodquelle ist jodiertes Speisesalz. Es zählt bei uns zu den diätetischen, entsprechend gekennzeichneten Lebensmitteln. Es enthält mindestens 15 und höchstens 25 mg Jod pro Kilogramm Kochsalz. Mit der empfohlenen Salzzufuhr von 5 Gramm am Tag können somit 100 µg Jod aufgenommen werden, also ungefähr so viel, wie in der täglichen Nahrung ohne Jodsalz fehlt. Diese Menge ist nach gängiger wissenschaftlicher Ansicht auch bei Unter- oder

Überfunktion der Schilddrüse, bei den sogenannten heißen Knoten (Schilddrüsengewebe, das sich „verselbstständigt" hat und unkontrolliert Schilddrüsenhormone produziert) und bei Jodakne unbedenklich.

So decken Sie den Tagesbedarf von etwa 180 µg Jod

LEBENSMITTEL	GEHALT PRO 100 g	PORTIONSGRÖSSE	DECKUNG DER TAGESEMPFEHLUNG
Schellfisch, frisch gegart, Zuschnitt	190 µg	150 g	143 %
Fischstäbchen, gefroren	177 µg	150 g	133 %
Kabeljau, tiefgefroren, gegart	133 µg	150 g	100 %
Garnele	130 µg	100 g	65 %
Miesmuschel, gegart	89 µg	100 g	45 %
Krustentiere, gegart	89 µg	100 g	45 %
Rotbarsch, frisch gegart, Zuschnitt	76 µg	150 g	57 %
Hartkäse Magerstufe	58 µg	30 g	9 %
Parmesan	40 µg	30 g	6 %
Thunfisch in Öl	40 µg	65 g	13 %
Edelpilzkäse	40 µg	30 g	6 %

Wie wirkt sich ein Mangel aus? Frühsymptome eines Jodmangels können mangelnde Antriebskraft, Depressionen und andere Befindlichkeitsstörungen sein. Bereits bei geringfügiger Unterversorgung erkennt man einen Jodmangel äußerlich häufig am sogenannten Kropf. Dabei handelt es sich um nichts anderes als eine vergrößerte Schilddrüse. Die meisten Menschen mit Kropf sind jedoch frei von Störungen der Schilddrüsenfunktion. Weitere Anzeichen für einen Jodmangel können ständige Müdigkeit, Konzentrationsschwäche und spröde Haare sein. Viele Körperfunktionen werden langsamer und träger: Geistige und körperliche Fähigkeiten lassen schneller und stärker nach, als es dem Alter entspricht. Die Haut kann trocken und schuppig werden, das Gesicht wirkt verquollen, es tritt Darmträgheit auf, man neigt zum Frieren und zu Infekten.

Kalzium

Kalzium, im Volksmund auch als Kalk bezeichnet, ist der wichtigste Mineralstoff des Körpers und 61 Prozent der Männer sowie 65 Prozent der Frauen erreichen die empfohlene tägliche Zufuhr nicht, wenn sie älter werden. Damit können Sie möglicherweise eine Problem bekommen.

Wozu brauchen Sie Kalzium? Kalzium ist wichtig für den Aufbau und Erhalt von Knochen und Zähnen und Teil der aktiven Form des Vitamin D. Hinzu kommen viele weitere Funktionen. Das im Skelettsystem vorhandene Kalziumphosphat dient als Reservoir, das benötigt wird, wenn von der Niere zu viel Kalzium und Phosphat ausgeschieden wird.

Welche Faktoren beeinflussen die Kalziumaufnahme? Die Kalziumaufnahme wird von vielen Faktoren beeinflusst. So hängt der Bedarf von der Phosphatzufuhr ab: Ein zu hoher Phosphatgehalt der Nahrung wirkt sich negativ auf unseren Kalziumhaushalt aus. Optimal wäre ein Verhältnis von Kalzium zu Phosphat in unserer Nahrung von 1 : 1. Die meisten Lebensmittel enthalten aber mehr Phosphat als Kalzium, sodass durch die übliche Nahrungszusammenstellung ein Verhältnis von 1 : 2 beziehungsweise 1 : 3 erreicht wird. Da Phosphat gern als Lebensmittelzusatzstoff eingesetzt wird, nimmt man durch den Verzehr von Fleisch, Fleischwaren, Brot, Schmelzkäse, Fertigprodukten und Cola viel Phosphat auf. Ein ungünstiges Kalzium-Phosphat-Verhältnis muss als kritisch eingeschätzt werden, da auf diese Weise dem Osteoporoserisiko Vorschub geleistet wird.

!

Besonders reichlich ist Phosphat in Cola und Schmelzkäse enthalten.

Weiterhin ist für eine ausreichende Kalziumaufnahme eine genügende Vitamin-D-Versorgung erforderlich. Das Vitamin ist für den Transport des Mineralstoffs durch die Darmzellen absolut notwendig. Fehlt es, kann das Kalzium nicht aus dem Darm in die Blutbahn gelangen und verlässt den Körper. Umgekehrt ist sowohl die Mineralisierung der Knochen als auch die Regulation des Vitamin-D-Stoffwechsels von der aktuellen Verfügbarkeit von Kalzium abhängig. Ein ausgeglichener Vitamin-D-Haushalt ist daher Voraussetzung für eine optimale Kalziumversorgung.

!

Für eine gute Kalziumaufnahme ist auch ausreichende körperliche Bewegung nötig.

Wie viel Kalzium brauchen Sie? Die wünschenswerte Zufuhr von Kalzium ist nicht so leicht festzulegen, da die Aufnahme von bestimmten Nahrungsmittelinhaltsstoffen gefördert beziehungsweise gehemmt wird (siehe oben). Es müssen daher nicht nur die üblichen Bedarfskriterien wie Alter oder Geschlecht und körperliche Leistung berücksichtigt werden. Man muss auch die UV-Strahlung und die damit zusammenhängende Vitamin-D-Produktion, spezielle Nahrungsfaktoren und insbesondere den Phosphatgehalt der Kost miteinbeziehen.

Die empfohlene Tageszufuhr für Frauen liegt ab dem 60. Geburtstag bei 1,5 Gramm. Männer sollten diese Menge ab dem 65. Lebensjahr zuführen. Der Bedarf ist erhöht bei langfristiger Einnahme gewisser Medikamente und Erkrankungen wie Osteoporose.

In welchen Lebensmitteln kommt Kalzium vor? Die beste Kalziumquelle ist Milch. Sie enthält mehr Kalzium als Phosphat. Außerdem fördert Milchzucker (Laktose) die Aufnahme von Kalzium. Daher wird bei Kalziummangel sogar die Zugabe von Trockenmilchpulver empfohlen, um das Kalziumangebot zu verbessern. So können Sie hellen gebundenen Suppen und Soßen oder Salatdressing, Kartoffelpüree und Milchspeisen Trockenmager-

!

Ein Zusatz von 10 g Trockenmagermilch pro Portion liefert etwa 130 mg Kalzium.

milch zugeben. Der Geschmack wird dadurch nicht beeinträchtigt, sondern soll sogar noch sahniger werden.

Wenn Sie keine Milch vertragen, können Sie vergorene Milchprodukte wie Joghurt oder Käse essen, die zumeist problemlos vertragen werden. Käse ist generell eine ideale Kalziumquelle. Die Gesamtknochenmasse bei Versuchspersonen mit regelmäßigem Käsekonsum nahm stärker zu als bei der Einnahme von künstlichen Kalziumpräparaten.

Gute pflanzliche Kalziumquellen sind dunkelgrüne Gemüse wie Brokkoli, Grünkohl oder Fenchel sowie Sesam, Mandeln und Haselnüsse. Auch sogenanntes hartes Trinkwasser mit einem hohen Kalkgehalt und kalziumreiches Mineralwasser mit mindestens 150 mg/l kann zu einer guten Kalziumversorgung beitragen. In kleinen Portionen kann der Körper den wichtigen Mineralstoff besonders gut aufnehmen. Nehmen Sie vor dem Schlafengehen

!

Fettarme Milchprodukte enthalten ebenso viel Kalzium wie vollfette.

Kalziumreiche Lebensmittel mit idealem Phosphatgehalt

100 g LEBENSMITTEL	ENTHALTENE KALZIUMMENGE IN mg (VERHÄLTNIS KALZIUM/PHOSPHAT)
Gouda	820 (1,9 : 1)
trockene Schlafmohnsamen	1460 (1,7 : 1)
Parmesan	1178 (1,6 : 1)
Tilsiter	910 (1,6 : 1)
Bergkäse, Vollfettstufe	1100 (1,6 : 1)
Emmentaler	1029 (1,6 : 1)
Appenzeller	1090 (1,5 : 1)
Vollmilchpulver	1047 (1,5 : 1)
Magermilchpulver	1290 (1,3 : 1)
Sesamsamen	ca. 1000 (1 : 2)

eine kalziumhaltige Spätmahlzeit zu sich wie z. B. ein Glas Milch, verhindert dies den Knochenverlust in der Nacht.

Wie wirkt sich ein Mangel aus? Ein schwacher Kalziummangel kann symptomlos bleiben. Bei leichter Unterversorgung sind Krampfanfälle und negative Folgen für Haut, Haare und Nägel zu beobachten. Wird der Mangel stärker, kann es zu schmerzhaften Muskelkrämpfen, bevorzugt der Mittelhand- und Mittelfußmuskulatur, kommen. Außerdem können eine Übererregbarkeit der Nerven und Sensibilitätsstörungen (Taubsein, Kribbeln), insbesondere um den Mund herum sowie an Finger- und Zehenspitzen, auftreten sowie Depressionen und eine Trübung der Augenlinse. Diese Symptome können durch ein Defizit an Kalium beziehungsweise Magnesium verstärkt werden.

Sinkt der Kalziumbestand im Blut, wird der Mineralstoff automatisch aus den Knochen mobilisiert. Wird über einen längeren Zeitraum zu wenig Kalzium über die Nahrung angeliefert, verliert der Knochen seine Stabilität und wird brüchig. Funktionsverluste, Osteoporose und Knochenbrüche können die Folge sein.

!

Osteoporose tritt bevorzugt in der zweiten Lebenshälfte auf.

Meistens sind die Ursachen eines starken Kalziummangels Defekte an den Hormonsystemen, die den Kalziumhaushalt steuern.

Silizium

Silizium ist kein Mineralstoff, von dem ein Mangel zu erwarten ist. Im Gegenteil: Wir sind gut damit versorgt. Jedoch lassen wissenschaftliche Erkenntnisse aufhorchen. Ich möchte sie Ihnen nicht vorenthalten, damit Sie wissen, warum Silizium gerade im Alter so wichtig ist. Eventuell können Sie nämlich durch ein Plus an Kieselsäure gewissen Krankheiten vorbeugen.

Wozu brauchen Sie Silizium? Silizium ist ein Spurenelement. Damit ist gemeint, dass die Konzentration im menschlichen Gewebe mit insgesamt nur ca. 1,4 Gramm sehr gering ist. Dennoch

!

Silizium ist in der Natur nur in Verbindung mit Sauerstoff als Siliziumdioxid zu finden. Dessen Säure wird Kieselsäure genannt.

ist es in fast jeder Zelle vorhanden, denn Silizium ist ein notwendiger Bestandteil der obersten Hautschicht und des Bindegewebes. Es spielt eine wichtige Rolle als Nähr- und Aufbaustoff für Knorpelmasse, Bindegewebe, Haut, Haare und Nägel. Entsprechend findet man relativ viel davon in den schnell wachsenden Zellen etwa der Haut und der Haut-Anhangsgewebe.

Außerdem scheint Silizium für die Knochenbildung und -reifung benötigt zu werden. Osteoporotische, brüchige Knochen enthalten angeblich weniger Silizium als stabile, elastische.

Welche Lebensmittel enthalten Kieselsäure? Silizium ist kein Mineralstoff, an den Sie denken müssen, um Mangelerscheinungen vorzubeugen. Wenn Sie Ihrem Körper jedoch ein gesundes Plus verordnen möchten, trinken Sie kieselsäurereiches Mineralwasser (ab etwa 20 bis 30 mg/l).

Kieselsäure für die Schönheit Im Mineralwasser liegt Silizium als Kieselsäure vor. Sie erhöht die Feuchtigkeitsbindung und steigert dadurch die Spannkraft und Elastizität des Gewebes. Außerdem unterstützt sie die Bildung der Bindegewebsfasern Kollagen und Elastin.

!

Kieselsäure ist gut für Bindegewebe, Haut und Nägel – das ist wissenschaftlich belegt.

Mit dem Alter nimmt der Siliziumgehalt im Körper jedoch ab. Dies betrifft ebenfalls die nachlassende Elastizität und Spannkraft des Bindegewebes. Auch das Bindungsvermögen von Feuchtigkeit ist davon betroffen. Durch Kieselsäure soll die Haut eine bessere Wasserbindefähigkeit bekommen, wieder straffer werden und die Feuchtigkeit besser halten. Insgesamt wird der Hautstoffwechsel positiv beeinflusst. Kieselsäure kann zwar das Altern der Haut nicht verhindern, aber dazu beitragen, den Körper mit dem für die Schönheit so wichtigen Silizium zu versorgen.

Nach Angaben des Berufsverbandes der Frauenärzte wirkt sich Silizium tatsächlich positiv auf Gewebe und Haut aus. Sogar eine Waffe gegen Cellulite könnte es sein. Doch obwohl in Einzelfällen eine Besserung der Hautdellen beschrieben wurde, findet man leider keine Studien, die das wissenschaftlich belegen.

Kieselsäure für die Gesundheit Leider gibt es nur sehr wenige wissenschaftliche Forschungen, die sich mit den gesundheitsbezogenen Aufgaben des Siliziums im menschlichen Körper befassen. Wissenschaftlich noch nicht endgültig abgesegnet ist die Vermutung, dass Silizium auch die Elastizität und Stabilität der Arterienwände fördert. Angeblich verursacht kieselsäurereiches Trinkwasser in Japan sogar eine niedrigere Herz-Kreislauf-Sterblichkeit. Zusätzlich soll Kieselsäure das Immunsystem stärken, gegen Bindegewebsschwäche und deren Folgeerkrankungen helfen, hohen Blutdruck erniedrigen und beim Kampf gegen Osteoporose unterstützend wirken.

Kieselsäure gegen Alzheimer Eine erhöhte Zufuhr von Kieselsäure über Mineralwasser soll sogar Alzheimer vorbeugen. Zumindest konnte man von einem entsprechenden Versuch von Dr. Sophie Gillette-Guyonnet und ihren Kollegen vom Hôpital Casselardit in Toulouse an 7598 Teilnehmerinnen erfahren. Untersucht wurde eigentlich Osteoporose. Deshalb notierte man genau den täglichen Wasserkonsum (Trinkwasser gegenüber Mineralwasser) und den Mineraliengehalt der Getränke. Bei Frauen, die eine gute bis sehr gute geistige Funktion hatten, lag die tägliche Aufnahme an Kieselsäure deutlich höher, so berichteten die Forscher im „American Journal of Clinical Nutrition".

In einer zweiten Studie wurden dann die Frauen aus Toulouse mit normalen beziehungsweise höheren geistigen Leistungen sieben Jahre lang nachbeobachtet. In dieser Zeit entwickelten 60 von ihnen eine Alzheimer-Demenz, 323 blieben geistig gesund. Die Erkrankten nahmen dabei 2,7-mal weniger Silizium auf als die Gesunden. Die Forscher vermuten, dass Kieselsäure ein natürlicher Gegenspieler von Aluminium ist – und dieses Metall spielt

!

Mit kieselsäurehaltigem Mineral- oder Heilwasser reduzieren Sie Ihr Alzheimer-Risiko.

vermutlich bei der Entstehung von Plaques im Gehirn eine Rolle. Der Handel bietet aufgrund der möglichen gesundheitsfördernden Wirkungen der Kieselsäure viele Produkte als Nahrungsergänzung an. Jedoch kennt man die Anti-Alzheimer-Wirkung nur von kieselsäurereichem Mineralwasser.

Wie sinnvoll sind Vitamin- und Mineralstoffpräparate?

Ältere wie jüngere Personen nehmen in erster Linie Magnesium, Kalzium, Vitamin E und Multivitaminpräparate ein. Doch wer dazu greift, nimmt ohnehin schon ausreichend von diesen Nährstoffen zu sich. Anders gesagt: Gerade diejenigen nehmen Nahrungsergänzungen ein, die sich sowieso bewusst ernähren und an Zusatzprodukten keinen Bedarf haben. Dazu kommt, dass isoliert oder künstlich hergestellte Vitamine in der Regel längst nicht so wirkungsvoll sind wie ihre natürlichen Varianten. Isolierte, chemisch synthetisierte Vitamine versorgen den Körper sicher nicht mit allem, was er an Vitaminen braucht, auch wenn die Werbung genau dies verspricht. Ernährung und Stoffwechsel sind extrem komplexe Vorgänge, die nicht so einfach zu durchschauen sind, wie es manche Hersteller wollen. An natürliche Vitamine, die sich in ihrem natürlichen Umfeld befinden, ist der Mensch seit Jahrtausenden gewöhnt. Inwiefern sich künstliche Vitamine auf die Gesundheit auswirken werden, zeigen die nächsten Jahrzehnte. Ob man dafür allerdings als Versuchskaninchen herhalten will, muss jeder für sich selbst entscheiden.

!

Natürliche Vitamine und Mineralien sind synthetisch hergestellten deutlich überlegen.

Bekannt ist jedenfalls, dass chemisch veränderte Vitamine, wie sie z. B. in Vitaminpräparaten verwendet werden, oft andere Wirkungen haben als der natürliche Nährstoff. Besonders bei einer Selbstmedikation mit den nicht rezeptpflichtigen Vitaminpräparaten können gesundheitlich unerwünschte Probleme auftreten. Man weiß z. B. auch, dass bei Personen, die entsprechende Präparate einnehmen, die Referenzwerte für Vitamin B_1, B_2, B_6 und Niacin überschritten werden.

Viele Effekte einzelner Nährstoffe werden auch erst in ihrer natürlichen Kombination mit den sogenannten sekundären Pflanzenstoffen richtig wirksam. So ist etwa von Vitamin C bekannt, dass bestimmte Pflanzenstoffe, die Flavonoide, die Wirkung von Vitamin C verstärken, teilweise sogar dessen Funktion ersetzen können. Diese Wirkstoffe finden Sie z.B. in Tomaten oder Äpfeln, Kirschen und Brokkoli.

!

Auf die natürliche Kombination kommt es an.

Um eine Überdosis sowie eventuelle andere nachteilige Wirkungen von Vitamin- und Mineralstoffpräparaten zu vermeiden und die positiven Einflüsse der anderen pflanzlichen Stoffe zusätzlich nutzen zu können, raten Ernährungswissenschaftler und viele zuverlässige Ratgeber von Vitamin- und Mineralstoff-Präparaten – ohne ärztliche Kontrolle – ab. Nur anhand von Analysedaten, die zum Teil teuer sind und oft genug von der Krankenkasse nicht bezahlt werden, kann unter Berücksichtigung der jeweiligen Lebens- und Ernährungssituation entschieden werden, ob ein Präparat erforderlich ist oder ob man den Mangel durch gezielte Ernährung beheben kann. Entscheidet der Arzt, dass ein Vitamin- oder Mineralstoffpräparat erforderlich ist, so muss es sorgfältig, sowohl in der Zusammensetzung als auch in der Dosis, ausgewählt werden. Bei Mineralstoffen raten die Experten zu Präparaten, die jeweils nur einen Nährstoff enthalten. Aber auch sie sollten nur über einen begrenzten Zeitraum und unter ärztlicher Aufsicht eingenommen werden.

!

Nehmen Sie Vitamin- oder Mineralstoffpräparate nur unter ärztlicher Aufsicht ein.

Eine Garantie auf Gesundheit und die Vermeidung von Erkältungen im Winter mit Vitamintabletten erkaufen zu wollen, ist zu einfach gedacht und auch kostspielig. Es ist ein Trugschluss, dass man sich bei Einnahme diverser Vitamin- und/oder Mineralstoffpräparate keine Gedanken mehr um die richtige Ernährung machen muss. Wenn Sie gesund und fit bleiben oder werden möchten, müssen Sie darauf achten, dass die Gesamtbalance beim Essen stimmt, und nicht nur ein einzelnes oder wenige bestimmte Vitamine oder Mineralstoffe.

Viel Gemüse und Obst anstelle von Vitamin- und Mineralstoffpräparaten zu essen, das macht nicht dick und hat wahrscheinlich sogar eine Anti-Aging-Wirkung. Es ist erwiesen, dass eine obst- und gemüsereiche Ernährung einen schützenden Effekt auf Gefäß-, Herz-Kreislauf-Erkrankungen und Krebs hat – besser als jedes Pülverchen.

Die nationale Verzehrsstudie der BRD ergab, dass wir im Durchschnitt zu wenig Obst und Gemüse essen. 400 Gramm Gemüse pro Tag sollten es sein – diese Menge unterschreiten etwa 87,4 Prozent der Befragten. Auch die empfohlene Tagesmenge von 250 Gramm Obst erreichen 59 Prozent der Befragten nicht.

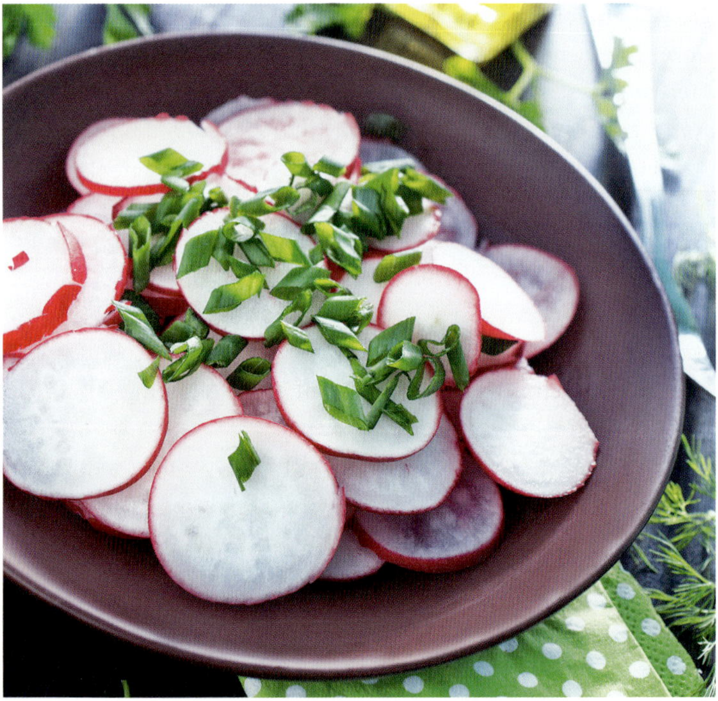

Viel frisches Obst und Gemüse zu essen ist sinnvoller als Vitamin- und Mineralstoffpräparate einzunehmen.

Andere wichtige Inhaltsstoffe

Sekundäre Pflanzenstoffe

Bei sekundären Pflanzenstoffen handelt es sich um eine Fülle chemisch sehr unterschiedlicher Verbindungen (allein von den Flavonoiden kennt man über 4000 verschiedene), die nur in sehr geringen Konzentrationen und nur in Pflanzen vorkommen, beim Menschen eine medizinische Wirkung ausüben und Bestandteil zahlreicher Arzneimittel sind. Es gibt 60.000 bis 100.000 verschiedene sekundäre Pflanzenstoffe, erst etwa 40 Prozent davon sind bekannt. Von Weißkohl kennt man z. B. mindestens 49 verschiedene. Die roten, grünen und gelben Farbstoffe in der Paprika, die Duftstoffe in der Gurke und die Substanz in der Zwiebel, die uns die Tränen in die Augen treibt, gehören dazu. Sie kennen die Wirkungen einiger dieser Stoffe – ohne vielleicht zu wissen, worauf sie zurückzuführen sind. So wissen Sie von der vor Herz-Kreislauf-Erkrankungen schützenden Wirkung von Knoblauch, von der anregenden von Kaffee oder der stopfenden von Kakao.

Die Pflanze verteidigt sich mit ihrer Hilfe z. B. gegen Krankheitserreger und Schädlinge. Nehmen wir keine sekundären Pflanzenstoffe zu uns, führt dies nicht zu akuten Mangelerscheinungen, doch erhöht sich nach gängiger wissenschaftlicher Meinung langfristig das Risiko, bestimmte Krebsformen zu entwickeln. Wer sich vollwertig ernährt, nimmt automatisch viele dieser heilkräftigen Substanzen auf. Man geht davon aus, dass man mit einer gemischten Kost ca. 1,5 Gramm pro Tag davon isst – scheinbar nicht viel, doch sie wirken in sehr geringen Konzentrationen.

Pflanzliche Bioprodukte enthalten in der Regel höhere Konzentrationen davon als konventionelle Lebensmittel. Dies liegt daran, dass biologisch angebaute Pflanzen infolge des Verzichts auf Pestizide stärker auf ihre eigenen Abwehrmechanismen angewiesen sind. Und dafür bilden sie sekundäre Pflanzenstoffe.

!

Vollwertige Biokost versorgt Ihren Körper mit einer Fülle an sekundären Pflanzenstoffen.

Sekundäre Pflanzenstoffe: Wirkungen und Lebensmittel, die sie enthalten

SUBSTANZKLASSE	GESUNDHEITLICHE WIRKUNG	LEBENSMITTEL, DIE SIE ENTHALTEN
Karotinoide mit Betacarotinoiden, Lykopin und Lutein	k, h, c, a, i	Grünkohl, Spinat, Kopfsalat, Brokkoli, Erbsen, Rosenkohl, Karotten, Tomaten, Kürbis, Grapefruit, Melonen und Aprikosen
Saponine	k, h, c	Hülsenfrüchte (Bohnen, Soja, Kichererbsen)
Polyphenole (z. B. Anthozyane)	k, h (Blutzuckerspiegel-beeinflussend, entzündungshemmend, antithrombotisch, blutdrucksenkend)	Grünkohl, Weißkohl, Weizenkörner (auch gekeimt), Radieschen, grüner Tee, Weintrauben, Nüsse, Beeren, Randschichten der Pflanzen, z. B. Kartoffel- und Fruchtschalen
Sulfide	k, h, c (entzündungshemmend, antithrombotisch)	Kohl u. a. Zwiebelgewächse (Knoblauch, Zwiebel, Schnittlauch, Lauch)
Glukosinolate	k, h, c	Weiß-, Rot-, Blumen- und Rosenkohl, Knoblauch, Brokkoli, Kohlrabi, Rettich, Senf, Raps, Gartenkresse
Phytosterine	k, h, c , i (das Wachstum von Mikroorganismen unterdrückend)	Sonnenblumenkerne, Sesam, natives Sojaöl und Keimöle (Ausnahme Maiskeimöl), Nüsse
Phytoöstrogene	k, h, c, i (evtl. vor Osteoporose schützend)	Soja- und ballaststoffreiche Lebensmittel, Vollkornprodukte
Flavonoide	k, h (antioxidativ, antithrombotisch), i (das Wachstum von Mikroorganismen unterdrückend)	Zwiebeln, Grünkohl, Auberginen, schwarzer und grüner Tee, Randschichten von bunt gefärbten Pflanzen (z. B. Heidel- und Johannisbeeren, Tomaten), Blätter (z. B. frischer Kopf- und Endiviensalat), Obst- und Gemüseschalen z. B. von Äpfeln und Birnen
Protease-Inhibitoren	k, h	Kartoffeln, Sojabohnen
Monoterpene	k	Limonen aus der Zitrone, Menthol der Pfefferminze, Kümmelöl

c = cholesterinsenkend, k = krebsvorbeugend, h = positive Wirkung auf das Herz-Kreislauf-System, a = senkt das Risiko für grauen Star und Makuladegeneration, i = beeinflusst das Immunsystem

Derzeit weiß man leider noch nicht genügend über die wertvollen Lebensmittelinhaltsstoffe, um Zufuhrempfehlungen für die einzelnen Substanzen aussprechen zu können.

Sekundäre Pflanzenstoffe wirken zum Teil als Antioxidantien. Dies sind Substanzen, die als Radikalfänger den Organismus vor den gesundheitsschädlichen Wirkungen des Sauerstoffs schützen. Sie sollen sogar das Risiko für Krankheiten wie Arteriosklerose, bestimmte Krebsarten oder grauen Star reduzieren. Zu den Antioxidantien gehören außerdem auch einige Vitamine (A, C, E).

Außer den sekundären Pflanzenstoffen haben auch Phytinsäure und Chlorophyll eine krebsvorbeugende Wirkung. Erstere finden Sie in Hülsenfrüchten, Ölsaaten, Nüssen und anderen Samen sowie in den Randschichten von Getreide. Chlorophyll ist der grüne Pflanzenfarbstoff, entsprechend ist es in grünem Gemüse (wie Spinat, Brokkoli, grüner Salat) enthalten. Alle diese Pflanzen enthalten auch sekundäre Pflanzenstoffe, sodass Sie beim Genuss dieser Substanzklasse gleichzeitig noch weitere wertvolle Substanzen aufnehmen.

!

In Gemüse sind vielerlei heilkräftige Stoffe enthalten.

Ballaststoffe

Früher nannte man Ballaststoffe auch Pflanzenfasern. Ursprünglich war man der Meinung, dass sie Ballast sind und keine Vorteile für den Menschen bringen. Diese Meinung änderte sich, als man feststellte, dass ein Zusammenhang besteht zwischen einem hohen Anteil an Ballaststoffen in der Nahrung und wenig Herz-Kreislauf-Erkrankungen sowie einer Reduzierung des Bluthochdrucks und des Darmkrebsrisikos. Tatsächlich stellte man fest, dass sie den Cholesterinstoffwechsel beeinflussen können und die Glukosetoleranz verbessern (wichtig insbesondere, um den sogenannten Alterszucker zu lindern oder zu verhindern).

Bei der Untersuchung der Ballaststoffe gibt es jedoch eine Schwierigkeit: In der Regel handelt es sich in den üblichen Lebensmitteln um ein Stoffgemisch. Daher ist es kaum möglich, eine Komponente davon isoliert von den anderen zu untersuchen.

!

Die häufigsten Ballaststoffe sind Zellulose, Hemizellulose und Pektin.

Ballaststoffe kommen nur in pflanzlichen Lebensmitteln vor, so z. B. in Getreide, Gemüse und Hülsenfrüchten, Obst und Samen. Sie werden von unseren Verdauungsenzymen nicht oder nur unvollständig abgebaut. In Pflanzen dienen sie z. B. als Zellwandbestandteile, Gerüstsubstanz ihrer Zellstrukturen oder als Füll- und Schutzmaterial. Dazu gehören z. B. Zellulose, Pektine oder Pflanzengummis (werden infolge von Verletzungen gebildet), Agar-Agar, Alginate, modifizierte Stärke und Guarkernmehl. Pektin findet man natürlicherweise in allen Pflanzen, vor allem jedoch in Obst und Gemüse, besonders in Äpfeln, Zitrusfrüchten, Beeren und Kohl. Sie kennen es vielleicht aus der Anwendung im Haushalt. So nutzt man es als Bestandteil von Gelierzucker zum Herstellen von Konfitüren, Gelees usw.

Wie viele Ballaststoffe brauchen Sie? Mindestens 30 Gramm Ballaststoffe sollten Sie pro Tag essen. Das entspricht etwa 200 Gramm oder vier Scheiben Weizenvollkornbrot. Besser wären jedoch 40 bis 50 Gramm pro Tag. Da Ballaststoffe verschiedene positive Wirkungen haben und in unterschiedlicher Menge und Zusammensetzung in Lebensmitteln vorkommen, sollten Sie auch verschiedene Ballaststoffe verzehren, idealerweise aus Gemüse, Obst, Kartoffeln und Hülsenfrüchten. Insbesondere Letztere enthalten erhebliche Mengen Ballaststoffe: Bohnen, Erbsen, Kichererbsen und Linsen enthalten zwischen 15 und 23 Prozent!

Ballaststoffe erleichtern das Abnehmen und senken den Blutzuckerspiegel Ballaststoffe haben grundsätzlich den Vorteil, dass sie das Volumen der Nahrungsmittel vergrößern und so einen stärkeren Sättigungseffekt hervorrufen. Dazu kommt, dass ballaststoffreiche Lebensmittel eine geringere Kaloriendichte aufweisen als ballaststoffarme. Manche Nahrungsbestandteile wie Traubenzucker (Glukose) werden langsamer aufgenommen. So erhöht Pektin aus Obst die Glukosetoleranz, ebenso die sogenannte Hemizellulose aus Hülsenfrüchten, Haferkleie, Roggen und Gerste sowie die Zellulose aus Weizenkleie. Dies bewirkt, dass der Blutzuckerspiegel langsamer ansteigt.

Auch die Magenentleerung wird durch Ballaststoffe verlangsamt. Nicht nur dadurch halten sie lange satt! Damit tragen ballaststoffreiche Lebensmittel zu einer guten Figur bei, die wiederum zur Vermeidung von Herz-Kreislauf-Krankheiten beiträgt. Bei Diabetikern mit Alterszucker können durch eine ballaststoffreiche Ernährung häufig die Medikamente abgesetzt oder niedriger dosiert werden. Generell weiß man, dass eine hohe Ballaststoffzufuhr mit einer niedrigen Häufigkeit von Alterszucker einhergeht. Dabei wirken die Ballaststoffe, die natürlicherweise in Lebensmitteln enthalten sind, effektiver als isoliert zugesetzte. Man vermutet sogar, dass der Verzehr ballaststoffreicher Kost über einen längeren Zeitraum zu einer Vermehrung der sogenannten Insulinrezeptoren führt, sodass das Hormon besser wirken kann.

!

Ballaststoffe wirken sich positiv auf die gesamte Zuckerverdauung aus.

Ballaststoffe beeinflussen den Fettstoffwechsel positiv Nicht nur Cholesterin wird durch Ballaststoffe reduziert. Auch Triglyzeride, Fettsäuren und Fett generell wird stärker ausgeschieden und weniger aufgenommen. Dies gilt erfreulicherweise nicht für die Vitamine, die mit ballaststoffreichen Lebensmitteln aufgenommen werden. Dagegen ist man sich bei Mineralstoffen noch nicht ganz sicher.

Manche Ballaststoffe können den Blutdruck senken So unwahrscheinlich es klingt, aber manche Ballaststoffe senken tatsächlich den Blutdruck. So entstehen z. B. bei der Verdauung der Ballaststoffe von Bohnen durch Bakterien im Dickdarm kurzkettige Fettsäuren. Sie haben auch eine blutdrucksenkende Wirkung.

Pektine, die zu den wasserlöslichen Ballaststoffen gehören, wirken ebenfalls blutdrucksenkend.

Wie erreichen Sie einen hohen Ballaststoffanteil? Um den Ballaststoffanteil in der Ernährung zu erhöhen, ist eine vielseitige, vorwiegend pflanzliche Ernährung mit viel Abwechslung gefragt. Dies ist sinnvoll, weil die Ballaststoffe in den einzelnen Lebensmitteln unterschiedlich zusammengesetzt sind und die jeweiligen Wirkungen variieren. Durch den Wechsel der Nahrungsmittel wird sichergestellt, dass man eine Mischung der unterschiedlichen Bestandteile und Wirkungen bekommt.

!

Bringen Sie Abwechslung auf den Tisch!

Wenn Sie von einer bisher ballaststoffarmen auf eine ballaststoffreiche Ernährung umstellen wollen, dann sollte dies allmählich geschehen, damit sich der Darm und die dazugehörigen Mikroorganismen daran gewöhnen können. Mögliche anfängliche Magen-Darm-Beschwerden, wie Blähungen, legen sich in aller Regel bald wieder. Denken Sie auch daran, reichlich Flüssigkeit zu sich zu nehmen – die braucht man bei einer derartigen Ernährung. Am besten stellen Sie auf eine ballaststoffreiche Ernährung um, indem Sie helles Mehl gegen Vollkornmehl austauschen, mehr Getreide und Getreideprodukte sowie reichlich Gemüse, Hülsenfrüchte, Kartoffeln, Keimlinge, Salat und Obst essen. Einen Teil des Gemüses und Obst sollten Sie roh zu sich zu nehmen.

Die empfohlenen 30 g Ballaststoffe werden z. B. erreicht mit:

- 6 Scheiben Weizenvollkornbrot à 50 g (ca. 20 g Ballaststoffe) plus
- 4 kleine Kartoffeln à 50 g (ca. 3 g) plus
- 2 große Möhren à 100 g (ca. 3 g) plus
- 1 großer Apfel à 200 g (ca. 4 g)

Zum Vergleich: Weizen als ganzes Korn weist 10,9 g Ballaststoffe auf, das daraus hergestellte Mehl (Type 405) nur noch 4,0 g.
100 g Weizenvollkornbrot hat 7,5 g Ballaststoffe, Weißbrot weniger als die Hälfte (3,5 g).

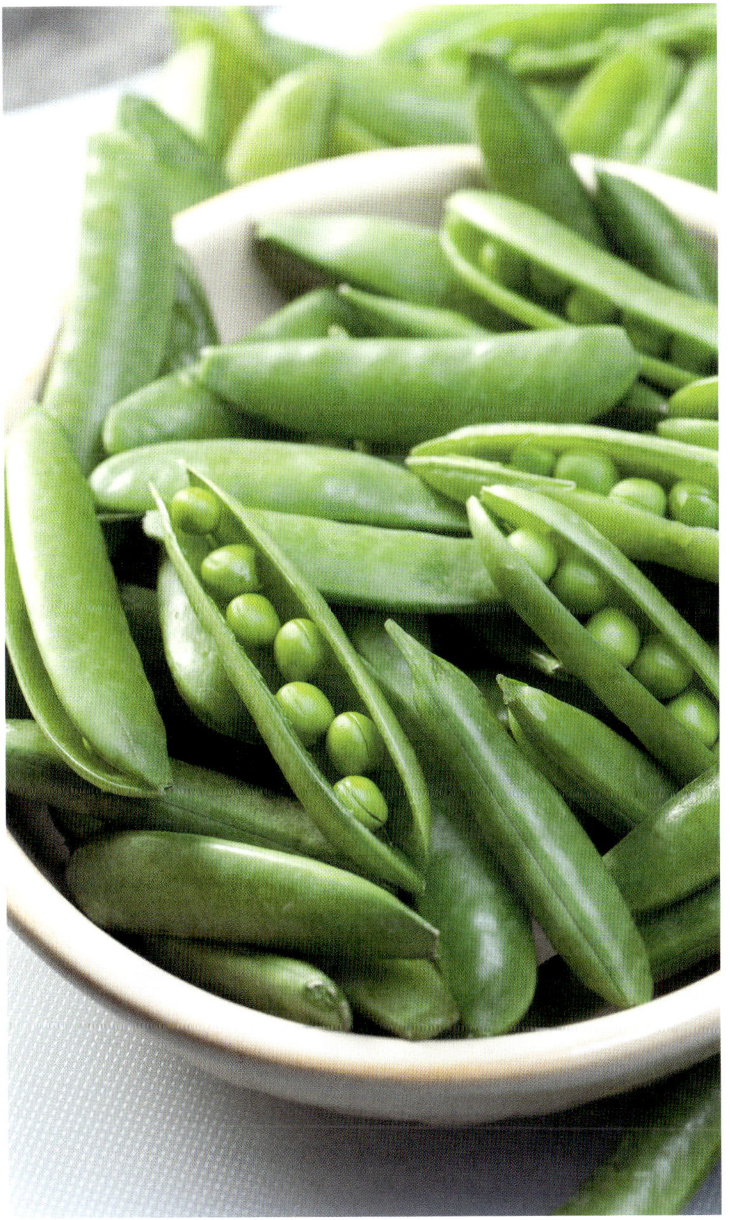

Weiße Bohnen, Erbsen und Linsen enthalten sehr viele Ballaststoffe.

Ballaststoffreiche Lebensmittel mit mehr als 9 g Ballaststoffen in 100 g Lebensmittel

100 g LEBENSMITTEL	BALLASTSTOFFE IN g
Knäckebrot (kann angereichert sein)	13,0–24,0
Weizenflocken	11,5–12,0
Trockenobst	5,0–13,0
weiße Bohnen (Trockenware)	17,0
Erbsen (Trockenware)	16,5
Roggenvollkornbrot	6,5–9,0
Mehrkornbrot	5,5–9,0
Roggenvollkornmehl (Type 1806)	13,5
Weizenvollkornmehl (Type 1700)	12,9
Artischocken	10,8
Erdnüsse, Linsen, Mandeln, Haferflocken	10
Kichererbsen	9,5

Gesunde Fette

Unser Körper benötigt Fett, um die fettlöslichen Vitamine wie A, D und E aufnehmen zu können. Auch einige lebensnotwendige, sogenannte essenzielle Fettsäuren muss man zu sich nehmen. Das heißt: Sie benötigen bestimmte Fette beziehungsweise Öle auf alle Fälle!

!

Fettarme Kost generell reduziert das Risiko von Herzleiden nicht. Es kommt vielmehr auf die richtigen Fette an.

Dass reines Fett allein nicht entscheidend für die Fettleibigkeit und für Herz-Kreislauf-Erkrankungen ist, erkennt man nicht nur an den Amerikanern. Letztere haben es geschafft, den Fettanteil ihrer Ernährung auf 34 Prozent herunterzuschrauben – und dennoch sind sie noch dicker geworden. Die afrikanischen Massai hingegen essen sehr viel Fett (60 Prozent der Nahrungskalorien), sind rank und schlank und leiden viel seltener an Arteriosklerose als die fettsparenden Amerikaner.

Ein Zusammenhang zwischen Fettsucht und einer erhöhten Fettzufuhr besteht vor allem bei Lebensmitteln mit gesättigten Fettsäuren – das sind vornehmlich fettreiche Milchprodukte, fettes Fleisch, Wurst und andere Fleischerzeugnisse, viele Süßwaren (Milchschokolade z. B. enthält sehr viel Fett), Knabberartikel und Fertigprodukte. Dagegen sind ungesättigte Fettsäuren weit weniger für die Fetteinlagerung verantwortlich.

Als Faustregel gilt: Ungesättigte Fettsäuren sind gesund, da sie den Cholesterinspiegel senken und Entzündungsprozessen entgegenwirken. Gesättigte Fettsäuren sind ungesund, weil sie das Cholesterin im Blut vermehren.

Gesättigte und ungesättigte Fettsäuren Gesättigte Fettsäuren findet man vorwiegend in tierischen Fetten wie Butter, Sahne, Schmalz, Talg, Speck, Fleisch, Käse und Wurst. Ungesättigte Fettsäuren sind in pflanzlichen Ölen wie z. B. Oliven-, Raps-, Lein-, Maiskeim- und Sonnenblumenöl enthalten.

Früher nahm man an, dass nur die mehrfach ungesättigten Fettsäuren wertvoll für den menschlichen Organismus sind. Das stellte sich als falsch heraus. Heute ist bekannt, dass gerade die einfach ungesättigten Fettsäuren in Kombination mit mehrfach ungesättigten Fettsäuren gesund sind. Olivenöl hat hier eine sehr gute Kombination: Es besteht zu etwa 78 Prozent aus einfach ungesättigten Fettsäuren, vor allem der Ölsäure, und zu etwa 12 Prozent aus mehrfach ungesättigten Fettsäuren. Die gesättigten Fettsäuren sind nur zu 10 Prozent enthalten.

!

Olivenöl hat einen idealen Fettsäuren-Mix.

Lebensnotwendige (essenzielle) Fettsäuren kann der Körper nicht selber bilden; man muss sie über die Nahrung zuführen. Dies sind generell ungesättigte Fettsäuren. Dazu gehören die Omega-3-Fettsäuren Alpha-Linolensäure, Eicosapentaensäure (EPA) und Decosahexaensäure (DHA) sowie die Omega-6-Fettsäuren Linol- und Arachidonsäure. Sie sind wichtige Bausteine der Zellmembranen und Ausgangssubstanzen für mehrere Gewebshormone, die für viele lebensnotwendige Abläufe in den Körperzellen benötigt werden. Da die beiden Fettsäuretypen (Omega-3 und Omega-6) bei den genannten Aufgaben jeweils eigenständige Rollen spielen, können sie sich nicht gegenseitig ersetzen.

Leinöl enthält am meisten, Walnuss-, Raps-, Soja- sowie Weizenkeimöl zu nennenswerten Anteilen Alpha-Linolensäure. In Fischöl überwiegt der Anteil an EPA und DHA. Diese beiden Omega-3-Fettsäuren sind im Organismus etwa dreimal wirksamer als Alpha-Linolensäure.

!

Omega-3-Fettsäuren sind das Anti-Aging-Mittel schlechthin.

Seit man beobachtet hat, dass Grönland-Eskimos selten unter Herz-Kreislauf-Erkrankungen leiden und dies offensichtlich mit der hohen Zufuhr an Fischöl zusammenhängt, hat es weltweit zahlreiche Untersuchungen zu gesundheitlichen Vorteilen von Fischölen gegeben. Entsprechend dieser Studien kann man inzwischen davon ausgehen, dass Omega-3-Fettsäuren die Triglyzeride im Blut verringern, die Cholesterinwerte normalisieren, den Blutdruck senken, die Fließeigenschaften des Blutes verbessern und positiv auf den Herzrhythmus einwirken können. Außerdem mildern sie Entzündungsreaktionen im Körper. Dies beugt Arteriosklerose vor.

Wie viele ungesättigte Fettsäuren brauchen Sie? Der Optimalbedarf für die Omega-3-Fettsäuren EPA und DHA liegt etwa bei 350 bis 400 mg pro Tag. Von der Alpha-Linolensäure sollte man 1 Gramm pro Tag zu sich nehmen, so viel, wie in etwa 100 bis 150 Gramm Fisch enthalten ist. Im Durchschnitt essen wir jedoch nur etwa 20 Gramm Fisch am Tag. EPA und DHA können jedoch zum Teil aus Alpha-Linolensäure gebildet werden. Deshalb sollte man zur ausreichenden Versorgung mit Omega-3-Fettsäuren regelmäßig Alpha-Linolensäure-reiche Öle wie Lein-, Hanf-, Raps-, Walnuss- und Sojaöl zu sich nehmen. Etwas Omega-3-Fettsäuren enthalten auch Walnüsse, Leinsamen, sogar manche Algen und Algenöl, Sojaprodukte, grünes Blattgemüse und Omega-3-haltige Margarinen.

Ein Mangel an Omega-3-Fettsäuren wurde bisher bei Erwachsenen noch nicht festgestellt. Normalerweise ist die Versorgung damit – unter Einbeziehung regelmäßiger Seefischmahlzeiten und der genannten Speiseöle – kein Problem, sodass Fischöl- oder Leinölpräparate überflüssig sind. Zudem liefern sie nicht das in Seefischen vorkommende Jod, von dem die meisten von uns zu wenig aufnehmen. Außerdem warnt die Verbraucherzentrale davor, dass höhere Mengen, als man üblicherweise mit der Nahrung zu sich nimmt, zu Nebenwirkungen führen können. Dazu gehören z. B. verlangerte Blutgerinnungszeiten und spontane Blutungen. Daher sollte man Fischöl- und Leinölpräparate nicht ohne ärztliche Verordnung einnehmen.

!

Nehmen Sie Fischölpräparate nur ein, wenn der Arzt sie Ihnen empfiehlt.

Omega-3-Fettsäuren in Bio-Fleisch
Eine Weidehaltung mit Grünfütterung – wie bei artgemäßer Tierhaltung im ökologischen Landbau – führt im Vergleich zur Stallmast mit Sojaschrot und Futtermais zu einem hohen Anteil mehrfach ungesättigter und essenzieller Fettsäuren und einem geringeren Gesamtfettgehalt im Fleisch. Der Gehalt an Omega-3-Fettsäuren ist vergleichbar mit dem von Dorsch oder Kabeljau. Sogar der Anteil an gesättigten Fettsäuren ist bei Weidetieren geringer als bei Stalltieren.

Der Grund ist, dass der Fettanteil des natürlichen Weidegrases zu zwei Dritteln aus den langkettigen Omega-3-Fettsäuren besteht, von denen Futtermais oder Sojamehl deutlich weniger enthalten. Somit bewirkt die artgerechte Tierhaltung bei Kühen gesünderes Fleisch und gesündere Milch, bei Hühnern gesündere Eier.

In welchen Lebensmitteln sind die wertvollsten Fettsäuren enthalten? Hohe Gehalte von über 1 Gramm der speziellen Omega-3-Fettsäuren pro 100 Gramm Fisch enthalten Makrele, Hering, Thunfisch, Heilbutt, Lachs und Aal. Aber man findet sie auch in Dorsch, Schellfisch, Scholle, Sardine, Barben, Rot- und Goldbarsch sowie in Kaltwasserfischen wie Forelle, Renke und Hecht.

!

Ein- bis zweimal Fisch pro Woche schützt vor Herzinfarkt.

Eine fischreiche Kost kann die Herzinfarkthäufigkeit um 50 Prozent verringern. Hatte man bereits einen Infarkt, so ist das Risiko, dass ein zweiter auftritt, um 30 Prozent niedriger. Deshalb sollten Sie ein- bis zweimal wöchentlich Fisch essen. Dabei können Sie durchaus auf Gefrierware und geräucherten Fisch zurückgreifen.

Übrigens verschafft nur artgerecht gehaltener Zuchtfisch einen gesundheitlichen Vorteil. Der in den Supermärkten massenhaft angebotene, überfettete Zuchtlachs enthält zwar absolut gesehen mehr Omega-3-Fettsäuren je Kilogramm als seine wilden, frei schwimmenden Verwandten. Aber das bei Wildlachs gesunde Verhältnis von Omega-3- zu den anderen Fettsäuren ist beim eingepferchten, auf schnelle Gewichtszunahme getrimmten Zuchtlachs aufgrund der unnatürlichen Lebensweise und falschen Ernährung aus dem Gleichgewicht geraten.

Fazit: Die Empfehlung, nur selten Fleisch und Wurst zu essen und beim Kochen und Braten Pflanzenöle zu verwenden, ist wissenschaftlich abgesichert. Vor allem Oliven- und Rapsöl sollten in Ihrer Küche stets griffbereit sein. Stellen Sie Ihre Ernährung entsprechend dieser Vorgaben um, so dürfen Sie mit Recht auf ein geringeres Risiko für Herz-Kreislauf-Erkrankungen hoffen. Diese Kostform müssen Sie jedoch länger als zwei Jahre beibehalten, denn nur dann wirkt sie wirklich.

Fisch essen, ohne der Natur zu schaden

Der WWF (World Wide Fund for Nature) empfiehlt beim Kauf von wild lebendem Fisch beziehungsweise Meeresfisch oder Meeresfrüchten auf das MSC-Siegel (Marine Stewardship Council) zu achten. Die Fangmengen der Fischereien, deren Produkte das MSC-Siegel tragen, dürfen nur so hoch sein, dass die Fortpflanzung der Arten nicht beeinträchtigt wird und das Ökosystem erhalten bleibt. Der MSC-Standard ist international anerkannt und fordert für die Fische, die damit ausgezeichnet sind, die Einhaltung vieler Umweltschutzkriterien. Fragen Sie in Ihrem Supermarkt oder bei Ihrem Fischhändler nach MSC-Fisch. Heutzutage bekommt man ihn oft genug sogar vom Discounter.

!

Mehr über MSC-Fisch – auch wer ihn führt – erfahren Sie unter http://de.msc.org oder unter www.wwf.de/fisch.

Milchsäurebakterien

Milchsaure Lebensmittel sind haltbar gemachte Lebensmittel – Sauerkraut, Käse, Joghurt, Sauerteig etc. Seit Jahrtausenden werden diese Produkte mithilfe von natürlich vorkommenden Milchsäurebakterien hergestellt. Die Werbeaussage „mit lebenden Kulturen" stimmt: Diese Bakterien leben noch. Darum kann man aus Joghurt wieder Joghurt herstellen, indem man Milch mit den Bakterien beimpft, sprich wieder etwas Joghurt hinzufügt. Man nennt das Herstellungsverfahren Gärung oder Fermentierung und spricht von fermentierten, milchsauer haltbar gemachten oder vergorenen Lebensmitteln. Das Ganze funktioniert ähnlich wie beim Wein – nur dass bei diesem Getränk Hefen, also Pilze, verwendet werden.

Früher gelangten die Bakterien unbeabsichtigt, heute gezielt in die Milch beziehungsweise den Teig und das Gemüse. Diese Mikroorganismen wachsen, vermehren sich und verdauen dabei die Kohlenhydrate, also die verschiedenen Zucker, zu 95 Prozent zu dem Endprodukt Milchsäure, aber auch zu Essig- und Propionsäure. Entsprechend wird das Produkt saurer und ist mit diesen Bakterien angereichert. Es schmeckt anders als Milch und ändert seinen gesundheitlichen Wert – es wird z. B. krebsvorbeugend.

Welche Wirkungen haben Milchsäurebakterien? Neben der Krebsvorbeugung haben Milchsäurebakterien viele weitere positive Wirkungen:

- Sie aktivieren das Immunsystem. Dies wurde jedoch nur bei regelmäßiger Aufnahme der Bakterien beziehungsweise des Joghurts beobachtet.
- Sie hemmen Enzyme im Darm, die an der Aktivierung von Vorstufen von krebserzeugenden Substanzen beteiligt sind.
- Sie binden erbgutschädigende Substanzen im Darm und inaktivieren sie dadurch. Damit wird eine Schädigung der Erbinformation verhindert.
- Sie können auch die gefährliche Nitrosaminbildung beeinflussen, indem sie kurzerhand Nitrit in ihren Organismus aufnehmen. Dadurch steht es für eine Bildung des gesundheitsschädlichen Nitrosamins nicht mehr zur Verfügung.
- Sie vermindern die Entstehung der gesundheitsschädlichen sekundären Gallensäuren und generell die Bildung freier Gallensäuren.
- Milchsäure fördert, wie andere „organische Säuren" – z. B. Zitronen-, Butter- und Essigsäure –, die Darmbewegungen und beschleunigt dadurch den Transport des verdauten Speisebreis im Dickdarm. Dadurch haben die gesundheitsschädlichen Substanzen weniger Zeit, auf die Darmschleimhaut einzuwirken. Dies senkt wiederum das Risiko, Darmkrebs zu bekommen.
- Sie reduzieren die Folgen der erbgutschädigenden Verdauungsprodukte von Fleisch.
- Sogar die Wahrscheinlichkeit, Brustkrebs zu bekommen, sinkt mit einem hohen Verzehr an Joghurt.

Diese Wirkungen gehen zum Teil von den Organismen selbst wie auch von ihren Zellbestandteilen aus. Daher ist es wichtig, die milchsauren Lebensmittel unerhitzt zu verzehren. Durch die Säurebildung werden sie sowieso eine gewisse Zeit konserviert.

Milchsauer vergorene Gemüsesäfte und Bio-Sauerkraut erhalten Sie z. B. in Naturkostläden und Reformhäusern. Die Säfte werden in der Regel als Most bezeichnet, um sie von den unvergorenen Gemüsesäften abzugrenzen.

!

Erhitzen Sie milchsauer vergorene Lebensmittel nicht. So kommen Sie in den vollen Genuss ihrer positiven Wirkungen.

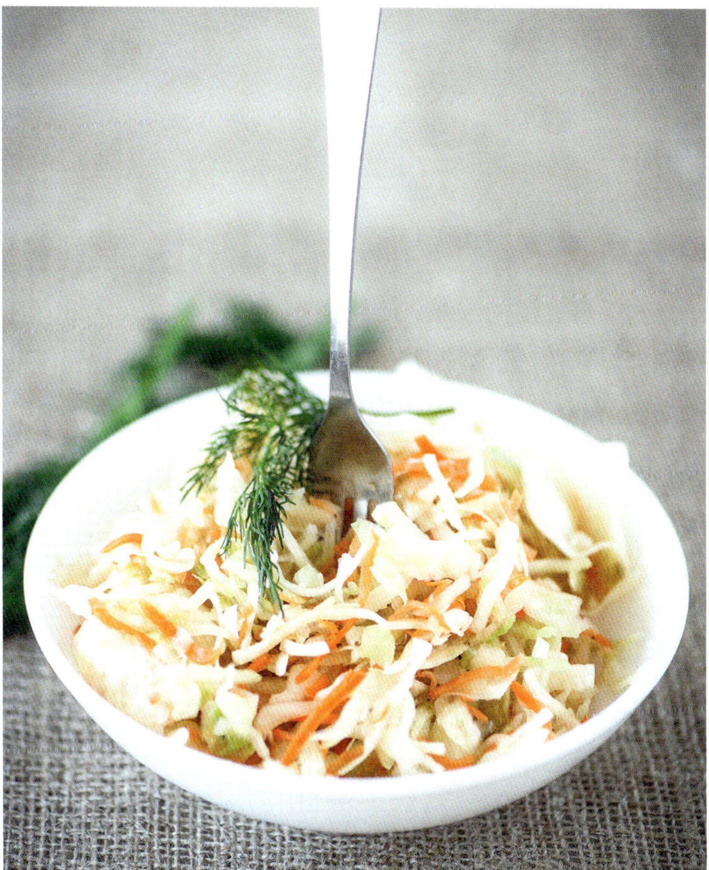

Milchsäurebakterien in Sauerkraut beugen Krebs vor und fördern die Darmgesundheit.

Jung bleiben mit der Mittelmeerdiät

Dass die Mittelmeerküche gesund ist, weiß inzwischen wohl jeder. Tatsächlich scheint die ausgewogene Ernährung mit viel Obst und Gemüse ideal zu sein, um gesund älter zu werden.

„Leben wie Gott in Frankreich" – das gilt nicht nur für die Franzosen, auch Griechen, Italiener, Spanier und Portugiesen leben und ernähren sich gesünder als wir. Bereits 1948 wurde eine Studie im Auftrag der griechischen Regierung durchgeführt. Die Ergebnisse waren überraschend: Die Kreter hatten eine überdurchschnittlich hohe Lebenserwartung – sogar die höchste in Europa – und litten nur äußerst selten unter Erkrankungen der Herzkranzgefäße.

Die Kreter schwören auf ihr Olivenöl, die Franzosen auf ihren Wein und die Italiener meinen, es läge an ihren Tomaten, dass sie so gesund sind. Aber von den Kretern weiß man es genauer. Vor allem kennt man ihre Ernährungsgewohnheiten, die man für die Ursache ihrer langen Lebenserwartung hielt. Die Kreter ernährten sich vor allem von Getreide, meist in Form von Brot, außerdem von Gemüse, Obst, Kartoffeln und Nüssen. Das Fleisch stammte zum Zeitpunkt der Untersuchung von Schafen, Ziegen und Hühnern – und bestimmt nicht aus Massentierhaltung! Es wurde auch nicht täglich gegessen. Dagegen aß man fast jeden Tag Fisch. Als Fett kam hauptsächlich Olivenöl zum Einsatz. Nur 12 Prozent der Energie kam von Eiweißprodukten, der Rest Kohlenhydrate aus Getreide, Gemüse und Früchten.

!

Frauen, die sich nach den Wechseljahren mediterran ernähren, haben ein deutlich verringertes Brustkrebsrisiko.

Als man schließlich 30 Jahre lang sieben Länder (ehemaliges Jugoslawien, Niederlande, Finnland, die USA, Japan, Italien und Griechenland) hinsichtlich ihres Ernährungsverhaltens untersuchte, fand man erneut, dass die Ernährungsweise in Griechenland und Süditalien die Lebenserwartung insgesamt erhöht.

Die Bausteine der mediterranen Ernährung

- täglich frisches Obst und Gemüse, z. B. Tomaten
- viel frischer Salat
- Getreideprodukte wie z. B. Brot
- Olivenöl
- Seefische
- Knoblauch
- frische Kräuter: Basilikum, Oregano, Salbei, Thymian u. v. a.
- Nüsse und Hülsenfrüchte

Erinnern Sie sich daran, worin man sehr viele sekundäre Pflanzenstoffe und andere bioaktive Wirkstoffe findet? Genau in diesen Lebensmitteln! Rotes Fleisch dagegen – also Rind, Schwein, Lamm, Wild, Wurst oder fetter Schinken – wird in der traditionellen Mittelmeerküche sehr selten gegessen. Auch Eier, Zucker, Süßigkeiten, Vollmilchprodukte, Sahne, Butter und fetter Käse kommt wenig auf den Tisch. Das heißt: Rund ums Mittelmeer bevorzugt man ungesättigte Fettsäuren. Ein Glas Wein (bei Frauen besser ein halbes) gehört durchaus zum Essen, aber mehr auch nicht. – Klar, dass diese Ernährung ein gesünderes, längeres Leben zur Folge hat als Fertiggerichte, reichlich rotes Fleisch, Tütensuppen und Gemüse höchstens aus Dosen.

Davon abgesehen ist die Mittelmeerkost sehr leicht umzusetzen und hat nichts mit Entbehrung oder Kasteiung zu tun. Es ist auch nichts verboten, nur verschieben sich Zutaten und Zubereitung von den mitteleuropäischen Essgewohnheiten mit ihren oft deftigen, kalorienreichen Gerichten hin zu einer leichteren, kalorienärmeren Küche.

Unverarbeitet, frisch und in geselliger Runde

Ein besonderes Kennzeichen ist die frische Zubereitung. Täglich wenigstens einmal kochen und immer Gemüse und Salat dazu servieren ist ideal. Integrieren Sie bei den anderen Mahlzeiten noch Vollkornbrot, Obst und fettarmen Naturjoghurt, haben Sie schon nahezu alle lebenswichtigen und verjüngenden Lebensmittelinhaltsstoffe zu sich genommen.

Kaufen Sie regelmäßig und mit Bedacht ein und wählen Sie möglichst hochwertige Produkte, auch aus Bio-Anbau. Nicht die Lebensmittelindustrie beschert ein langes, gesundes Leben, sondern gesundes Essen ohne Chemie, mit viel sekundären Pflanzenstoffen, Vitaminen und Mineralstoffen.

Es kommt aber nicht nur auf die einzelnen Lebensmittelinhaltsstoffe an. Mediterranes Leben bedeutet mehr. Nicht nur die Essgewohnheiten sind anders, auch der Lebensstil! Das familienbezogene Leben, Licht, Sonne, Bewegung, Luft, ein Leben in Einklang mit den Tages- und Jahreszeiten – auch das spielt eine Rolle. Ebenso wichtig ist die Esskultur: Mediterranes Leben bedeutet, sich Zeit zum Essen und Genießen zu nehmen – und nicht mal eben einen Hamburger zwischen die Zähne zu schieben. Und schließlich dürfen auch Kommunikation und Lebensfreude bei Tisch nicht zu kurz kommen. Last but not least: die Siesta nach dem Mittagessen, die Stress abbauen hilft.

!

Es macht so viel Spaß, gemeinsam etwas Leckeres zu essen!

Nicht nur das tägliche Viertel oder Achtel Rotwein, Olivenöl, der Knoblauch und die Tomaten, sondern vielmehr die mediterrane Kost in Kombination mit einem aktiven und zugleich gelasseneren Lebensstil in den Mittelmeerländern scheint also die Ursache dafür zu sein, dass die Menschen dort gesund alt werden oder wurden. Nehmen Sie sich daran ein Beispiel – Sie werden sehen, wie gut Sie sich damit fühlen.

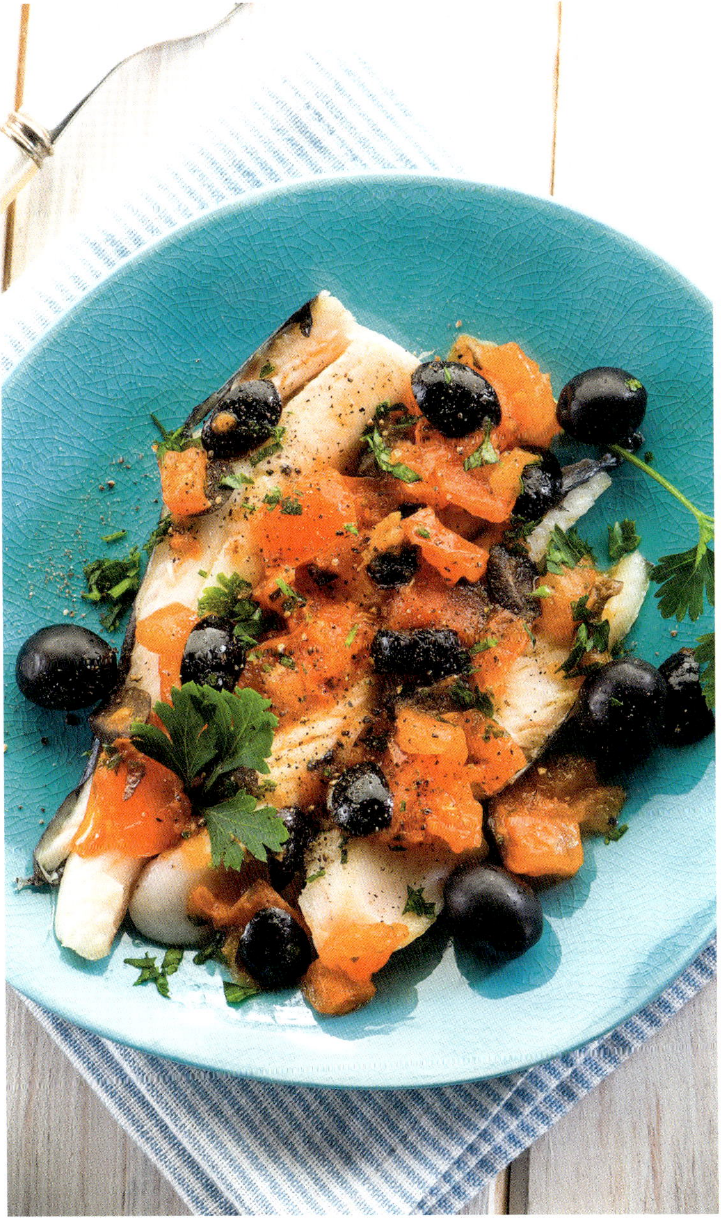

Mediterranes Leben umfasst nicht nur die Essgewohnheiten, auch der Lebensstil ist gelassener.

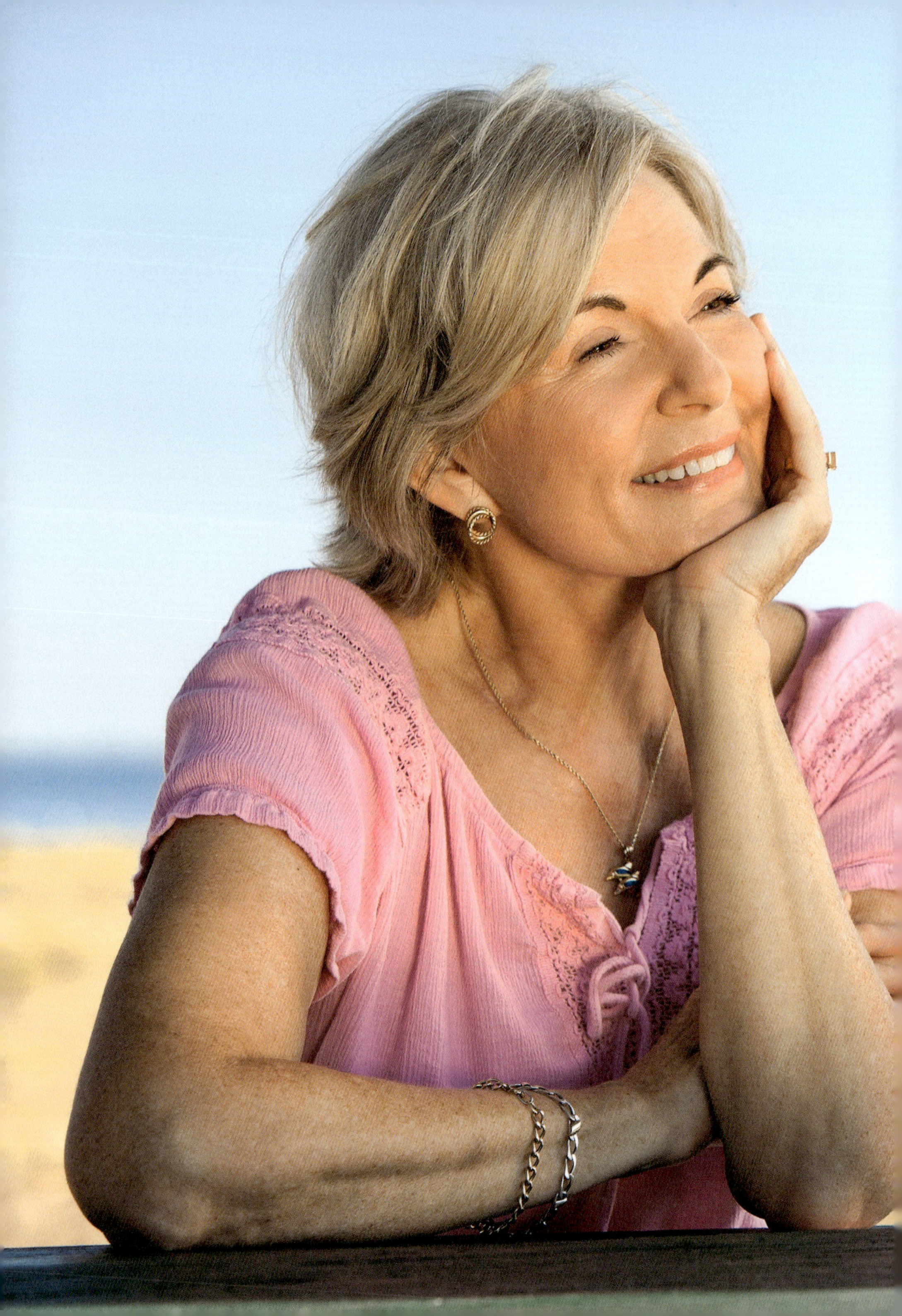

GESUND UND SCHÖN ÄLTER WERDEN

Sie wissen nun, welche Lebensmittelinhaltsstoffe Ihr Körper ab 60 besonders braucht. In diesem Kapitel erfahren Sie, wie Sie mit einer gesunden Vitalkost vornehmlich nach den Prinzipien der Mittelmeerdiät Krankheiten vorbeugen, ein strahlendes Aussehen und einen schlanken, vitalen Körper bewahren können. Wetten, dass andere Sie darum beneiden werden?

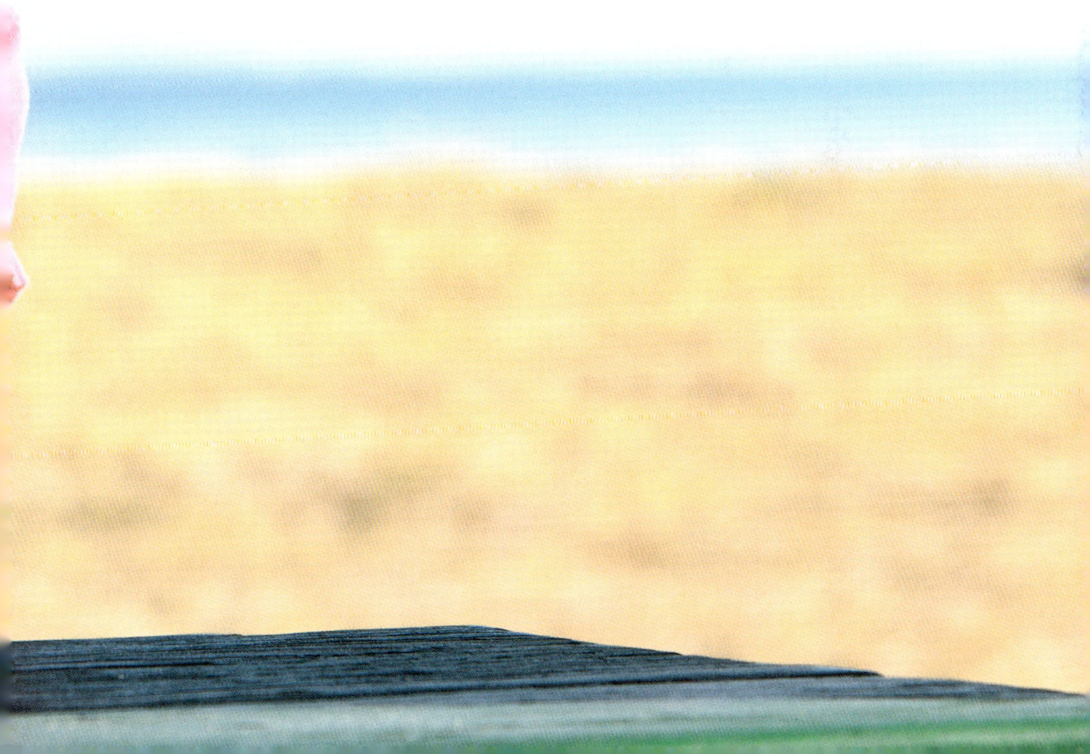

Krankheiten effektiv vorbeugen

Kann man sich jünger essen? Diese Frage ist mit einem deutlichen Jein zu beantworten. Viele Studien beschäftigen sich mit den beiden hauptsächlichen Todesarten der westlichen Welt: Krebs und Herz-Kreislauf-Erkrankungen. Und das Ergebnis ist ganz klar: Die Ernährung kann einen großen Einfluss haben durch antioxidative Pflanzenstoffe, die freie Radikale an der Zellschädigung hindern.

Heute ist man sich einig, dass die Ernährung für ein gesundes Altern eine große Rolle spielt. Zu viel tierisches Fett und zu wenig pflanzliche Kost sind zumindest Mitverursacher zahlreicher chronischer Wohlstandskrankheiten. Umgekehrt kann man durch eine Ernährungsumstellung etliche Krankheiten verhindern, behandeln oder zumindest lindern.

- Ganz allgemein ist heutzutage eine Ernährung wichtig, die naturbelassene pflanzliche Kost mit viel Obst, Gemüse und Salat bevorzugt und den Anteil an Fleisch und Wurst zugunsten von pflanzlichem Eiweiß und Fisch verringert. 300 bis 500 Gramm Fleisch und Wurst pro Woche genügen. Diese Menge kann man beliebig verteilen, z. B. auf drei Portionen Fleisch (à 150 Gramm) und zweimal fettarme Wurst in der Woche. Man kann auch fünfmal pro Woche nur 100 Gramm Fleisch essen. Fettarme Fleisch- und Wurstsorten sind günstiger, z. B. gekochter und geräucherter Schinken (ohne Fettrand), Lachsschinken, Putenbrust, Geflügelwurst, Braten- oder Aspik-Aufschnitt. Überschreitet man die empfohlene Menge nicht, profitiert man von den wertvollen Inhaltsstoffen (Eisen, Vitamin B_1 und B_{12}), ohne sich mit zu vielen unerwünschten Begleitstoffen wie Fett, Cholesterin und Purinen zu belasten. Außerdem bleibt genügend Spielraum, um mit dem restlichen Energiebedarf Gemüse, Obst, Getreideprodukte und Kartoffeln zu sich zu nehmen.

!

Mehr als 500 Gramm Fleisch und Wurst in der Woche müssen und sollten nicht sein!

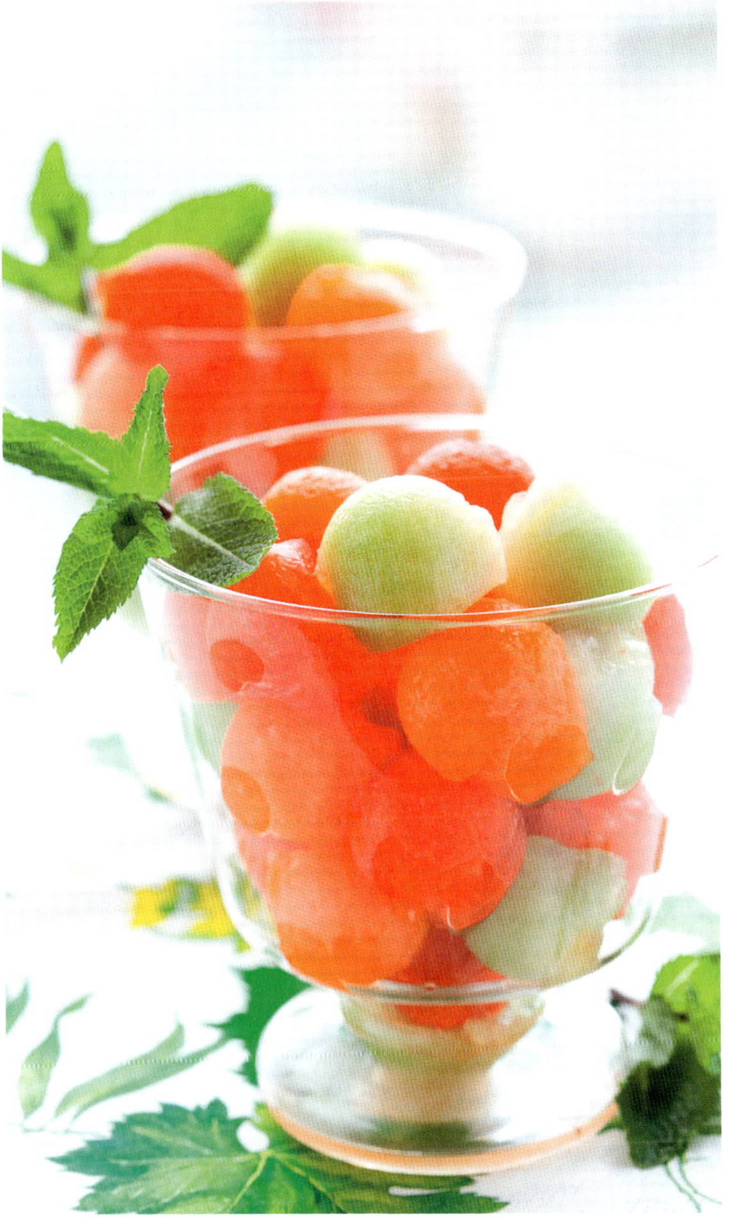

Halten Sie sich an die Regel: 5 Portionen Obst und Gemüse am Tag. Bei Bioprodukten reichen übrigens auch 4!

- Nach wie vor nehmen Erwachsene im mittleren Lebensalter bis hin zu den Senioren Fleisch und Wurstwaren häufiger als empfohlen auf. Ihrer Gesundheit und dem biologischen Alter zuliebe sollten Sie den Anteil nährstoffdichter Lebensmittel erhöhen. Das sind Lebensmittel, die bei relativ geringem Energiegehalt reich an lebenswichtigen Nährstoffen sind – also Gemüse, Obst, Vollkornprodukte, fettarme Milchprodukte. Ältere Frauen sind da zwar vernünftiger als ihre männlichen Pendants. Jedoch essen die meisten nur jeweils eine Portion Gemüse und Obst am Tag, während drei Portionen Gemüse und zwei Portionen Obst am Tag empfohlen werden. Gemüse sollten Sie dabei vermehrt als Rohkost und Salat zu sich nehmen.
- Eine vorwiegend vegetarische Ernährung mit Eiern, Milch und Käse weist viele gesundheitliche Vorteile auf. Zwei- bis dreimal wöchentlich Biofleisch hat ebenso Vorteile; mehr kann man aber nicht mehr als gesund bezeichnen.

Dem Krebs keine Chance geben

Das Risiko, an Krebs zu erkranken, steigt mit zunehmendem Lebensalter und ist statistisch gesehen mit 69 Jahren am höchsten. Einerseits summieren sich Schadstoffe sowie falsche Ernährungsgewohnheiten. Andererseits lassen die natürlichen Abwehrkräfte des Organismus nach, je älter man wird. Hier können Sie gegensteuern, indem Sie Ihre Abwehrkräfte stärken und krebsvorbeugende und krebshemmende Lebensmittel zu sich nehmen.

!

Vereinfacht gesagt: Viel Obst und Gemüse = wenig Krebs.

Dass der Verzehr von viel Gemüse und Obst mit einer niedrigen Krebshäufigkeit verbunden ist, fand man schon vor längerer Zeit heraus. Eine Untersuchung zeigte, dass Personen mit dem höchsten Verzehr an grünem Gemüse, Salat und verschiedenen Kohlarten ein um 52 Prozent niedrigeres Darmkrebsrisiko hatten als Personen, die wenig davon aßen.

Es wurde wissenschaftlich nachgewiesen, dass durch viel Gemüse und Obst in der Nahrung das Krebsrisiko allgemein um mehr als 50 Prozent reduziert wird! Frisches, unerhitztes Gemüse hat dabei die stärkste Wirkung. Es hatte in 87 Prozent aller Studien einen schützenden Effekt. Dabei ist die Hitzeempfindlichkeit der schützenden Substanzen in Obst und Gemüse unterschiedlich. Das bedeutet für Sie: Es zahlt sich für Sie und Ihre Familie wirklich aus, wenn Sie häufig zum Einkaufen gehen und auf möglichst frisches Gemüse achten.

!

Essen Sie das gesunde Grünzeug am besten frisch und unerhitzt.

Durch den Verzehr einer pflanzenreichen Nahrung führt man dem Organismus ständig kleine Mengen an cholesterinsenkenden und antioxidativ wirkenden Substanzen zu. Sie können sich dabei gut an die Kampagne „5 am Tag“ halten. Das Tagesziel lautet: Ca. 600 beziehungsweise 500 Gramm Obst und Gemüse pro Tag, um sich den vollen Schutzeffekt geballter Pflanzeninhaltsstoffe zu sichern, davon zwei bis drei Portionen Gemüse und ein bis zwei Portionen Obst. Dabei ist eine Portion eine Handvoll Obst, z.B. ein Apfel oder eine Banane, beziehungsweise zwei Handvoll Beeren oder ein Glas Gemüse- oder Obstsaft. Bei

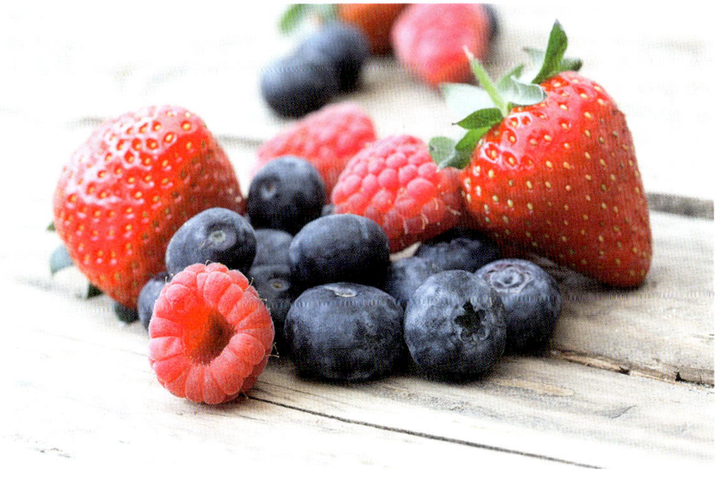

Mit einer handvoll bunter Beeren bekommt Ihr Körper viele unterschiedliche sekundäre Pflanzenstoffe.

Gemüse gilt: eine Handvoll ungeputztes Gemüse beziehungsweise zwei Handvoll geputztes und zerkleinertes Gemüse.

!

Essen Sie sich durch die gesamte Farbpalette der Pflanzen.

Das Ganze möglichst bunt und gemischt – in den berühmten Farben des Regenbogens: rote Himbeeren oder Erdbeeren und Tomaten beziehungsweise Rote Bete, gelbe Rüben, blaue Heidelbeeren, grüne oder blaue Trauben, orange Apfelsinen, grüner, gelber oder roter Paprika und grüner Spinat oder Brokkoli, grüne Gurke sowie Erbsen, weiße Champignons und Radieschen mit roter Schale und weißem Inhalt. Damit bekommen Sie gleichzeitig viele unterschiedliche sekundäre Pflanzenstoffe, die wertvolle Wirkungen auf Ihren Körper haben.

Welche Krebsarten sich mit gesunder Kost verhüten lassen

Durch die richtige Lebensmittelauswahl lässt sich eine Vielzahl von Krebserkrankungen verhüten. Dabei ist der Einfluss der Ernährung je nach Krebsart unterschiedlich. Folgende Krebsarten können durch eine gesunde Ernährungsweise vermieden werden:

Anteil der Krebsfälle, die durch richtige Ernährung vermeidbar wären

KREBSART	ANTEIL DER VERMEIDBAREN ERKRANKUNGEN IN PROZENT
Darmkrebs	66–90
Magenkrebs	66–75
Speiseröhre	50–75
Brust	35–50
Bauchspeicheldrüse	33–50
Leber	33–66
Kehlkopf	33–50
Mundhöhle, Nasen- und Rachenraum	20–50
Lunge	20–33; 90, wenn man raucht und damit aufhören kann

Insbesondere bei einer Krebsform lassen sich eindeutig Zusammenhänge mit der Ernährung herstellen: dem Darmkrebs. Eine ballaststoff- und kalziumarme, fett- und fleischreiche Nahrung erhöht das Risiko dafür deutlich. Das erklärt auch, warum diese Krebsform vorwiegend in den Industrienationen auftritt, denn hier ist diese Ernährungsform üblich. Diese typische Zivilisationskost verweilt wegen der fehlenden Ballaststoffe länger im Darm als ballststoffreiche Pflanzennahrung. Damit haben gesundheitsschädliche Stoffe sowie die sogenannten sekundären Gallensäuren länger Zeit, ihre schädliche Wirkung auszuüben, die Darmschleimhaut massiv zu schädigen und den Krebs auszulösen.

!

Darmkrebs mag keine Ballaststoffe, aber viel Fleisch und tierisches Fett.

Durch eine entsprechende Ernährung, die auch darauf ausgelegt ist, dass in ihr möglichst wenig Karzinogene (krebsauslösende Substanzen) enthalten sind, sowie eine ausreichende Zufuhr von krebsschützenden Pflanzenstoffen können Sie Ihr persönliches Krebsrisiko deutlich senken.

Bluthochdruck und Arteriosklerose die Rote Karte zeigen

Sowohl in Deutschland als auch in Österreich, sowohl bei Frauen als auch bei Männern sind Herz-Kreislauf-Erkrankungen die häufigste Todesursache. Täglich werden in Deutschland rund 10.000 Menschen mit dem Verdacht auf einen Herzinfarkt ins Krankenhaus eingeliefert, etwa 200 sterben täglich daran. In Österreich erleiden jährlich etwa 7.500 Menschen einen tödlichen Herzinfarkt. Und nicht nur bei uns ist das so: Herz-Kreislauf-Krankheiten sind weltweit für ein Viertel aller Todesfälle verantwortlich, wobei die reichen Industrienationen stärker betroffen sind.

Herz-Kreislauf-Erkrankungen werden letztendlich durch Veränderungen in den Blutgefäßen bedingt, die einen Gefäßverschluss und Herzinfarkt verursachen. Vor allem die Arterien des Herzmuskels, des Gehirns, der Nieren und der Beine sind von Gefäßveränderungen betroffen. Die durch „verkalkte Arterien“

verursachte mangelnde Durchblutung und damit Sauerstoffunterversorgung kann im Herzen schmerzhafte Anfälle (Angina pectoris) und bei Gefäßverschlüssen einen Herzinfarkt auslösen. Im Gehirn kommt es zu Funktionsstörungen, bei fortschreitenden Schädigungen zum Schlaganfall. Treten Gefäßveränderungen an den Beinarterien auf, resultieren daraus Schmerzen beim Gehen, die die Betroffenen häufig zwingen, stehen zu bleiben (Schaufensterkrankheit). Auch das sogenannte Raucherbein ist ein typisches Krankheitsbild.

Die Innenseite der Blutgefäße – die Endothelzellen – ist sehr belastet. Das ist leicht zu verstehen, denn in den Arterien herrscht ein hoher Druck, dem die Gefäßwände ständig ausgesetzt sind. Hier helfen natürliches Vitamin C und E sowie die dazugehörigen Pflanzenstoffe: Sie scheinen nicht nur die Widerstandskraft der Wandzellen zu stärken. Auch dass sich Cholesterinteilchen an diesen Zellen festsetzen, scheinen sie verhindern zu können. Auf diese Weise wirken sie der gefürchteten Arteriosklerose entgegen.

Noch sind Männer stärker betroffen, aber Frauen holen auf. Bis zu den Wechseljahren sind sie aufgrund ihrer Östrogene weitgehend geschützt. Mit Beginn der Menopause nähert sich das Risiko bei Männern und Frauen dann aneinander an. Ab etwa 65 Jahren übersteigt jedoch die Anzahl der Herz-Kreislauf-Erkrankungen bei Frauen die bei Männern. Frauen über 70 sind besonders gefährdet, zumal Herz-Kreislauf-Erkrankungen mit höherem Alter sowieso zunehmen. Folglich müssen nicht nur Männer z. B. durch gesundes Essen vorbeugen. Obendrein enden Schlaganfälle bei Frauen häufiger tödlich als bei Männern.

> **!**
>
> Frauen sind im Alter stärker gefährdet, eine Herz-Kreislauf-Erkrankung zu bekommen.

Aber die gute Nachricht ist: Man kann Herz-Kreislauf-Erkrankungen vorbeugen und oft auch heilen! Im Gegensatz zu manch anderen Krankheiten kennt man heutzutage weitgehend die Ursachen. Daher können Sie selbst sehr viel tun, um Ihr Herz gesund zu erhalten. Oft hilft schon eine Ernährungsumstellung, um die Gesundheit und den Krankheitsverlauf positiv zu beeinflussen.

Wann ist der Blutdruck zu hoch?

Etwa jeder fünfte Erwachsene in der westlichen Welt hat einen zu hohen Blutdruck (medizinisch Hypertonie genannt) – und die meisten wissen gar nichts davon. Denn nur etwa ein Viertel der Deutschen gehen zu Vorsorgeuntersuchungen und lassen ihren hohen Blutdruck behandeln. Dadurch verrinnt wertvolle Zeit, während der die Gefäße Schaden nehmen.

Aber nicht nur das: Wissenschaftler fanden heraus, dass Bluthochdruck das Gehirn schneller altern lässt. Jahrelang kann hoher Blutdruck völlig beschwerdefrei oder beschwerdearm verlaufen, bevor sich ernste Folgen in Form von Sehstörungen, stärkerem Schwindel, Herz- oder Nierenproblemen äußern.

Im Ruhezustand ist der Blutdruck normalerweise nicht höher als 140/90 mmHg; wenn man älter wird, steigen die Blutdruckwerte etwas. Wurden jedoch bei mehreren Blutdruckmessungen an verschiedenen Tagen erhöhte Werte gemessen, so liegt ein hoher Blutdruck vor. Dann sind weitere Untersuchungen nötig, um die Form der Hochdruckkrankheit festzustellen.

Damit Sie sehen können, ob Sie einen zu hohen Blutdruck haben, hilft Ihnen folgende Tabelle:

	OBERER WERT (SYSTOLISCH, mmHg)	UNTERER WERT (DIASTOLISCH, mmHg)
Optimal	Unter 120	Unter 80
Normal	Unter 130	Unter 85
Noch normal	130–139	85–89
Grenzwertig	140–149	90–94
Leicht erhöht	140–159	90–99
Mittelschwer erhöht	160–179	100–109
Stark erhöht	Über 180	Über 110

Wie Sie hohen Blutdruck senken können

Um einen hohen Blutdruck zu vermeiden oder zu verbessern ist es wichtig, auf eine optimale Versorgung mit Vitamin C, E, Folsäure, Vitamin B_6 und B_{12} sowie Selen und Zink zu achten.

Lebensmittel mit reichlich Zink

100 g LEBENSMITTEL	mg ZINK
Austern	22
Weizenkeimlinge	17
Weizenkleie	9,4
Kalbsleber	8,4
Bierhefe, getrocknet	8
Kürbiskerne	7,0
Leinsamen	5,5
Edamerkäse	5,3
Rindfleisch (Schulter)	5,2
Haferflocken	4,4

Bei Zink liegen die Werte für eine angemessene Zufuhr pro Tag für Jugendliche und Erwachsene bei 7 bis 10 mg.

Gesunden Erwachsenen rät man zu einer Zufuhr von 55 bis 100 µg Selen pro Tag, um Mangelerscheinungen zu vermeiden. Zur Krankheitsvorbeugung findet man auch Empfehlungen von 200 µg pro Tag. Einen erhöhten Selenbedarf haben Sie in höheren Jahren.

Viel Selen enthalten Kokosnüsse und Sesam (etwa 800 µg pro 100 Gramm), sogar so viel, dass empfohlen wird, maximal 1 bis 2 Esslöffel pro Tag davon regelmäßig zu sich zu nehmen. Reichlich davon ist auch in Karpfen, Sonnenblumenkernen, Sojabohnen und Sardinen enthalten.

Ein weiteres Mittel gegen Bluthochdruck ist die gute, alte Hühnersuppe, mit der schon Oma so manches Leiden kurierte. Und das hatte tatsächlich seinen Grund: Der enthaltene Eiweißbaustein Zystein hemmt Entzündungen und lässt Schleimhäute abschwellen. Aber die heiße Suppe wirkt auch günstig auf den Blutdruck: Hühnchenfleisch und sehnenreiche Teile wie Füße enthalten viel Kollagen. Das wird beim Kochen herausgelöst, geht in die Suppe über und hilft, ein spezielles Enzym namens ACE zu blockieren. Dieses schädigende Eiweiß ist an einem Hormon beteiligt, das Blutgefäße verengt und so zu hohem Blutdruck führt.

!

Schon die Großmutter wusste: Hühnersuppe hemmt Entzündungen und senkt den Blutdruck.

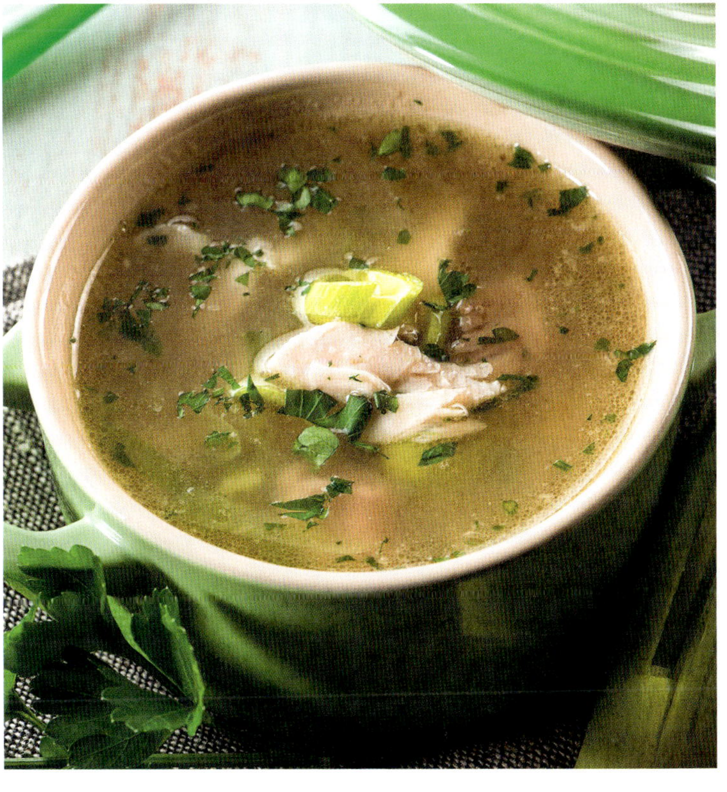

Die traditionelle Hühnersuppe ist tatsächlich ein gutes Hausmittel gegen viele Erkrankungen, darunter Bluthochdruck und Entzündungen.

Wie Sie sich optimal vor Herz-Kreislauf-Erkrankungen schützen
Insgesamt gibt es sieben Faktoren, die für einen optimalen Schutz vor Herz-Kreislauf-Erkrankungen sorgen:

- ein normaler, nicht erhöhter Blutdruck
- normale, nicht erhöhte Cholesterinwerte
- ein normaler, nicht erhöhter Blutzuckerspiegel
- körperliche Aktivität
- kein Übergewicht
- gesunde Ernährung
- Rauchverzicht

Professor Dr. med. Joachim Röther von der Asklepios Klinik in Hamburg-Altona kommentiert dies folgendermaßen: „Wer von diesen Regeln mindestens drei einhält, kann neben dem Herzinfarkt auch sein Schlaganfallrisiko deutlich senken." Dies untermauert eine Studie an mehr als 22.000 Amerikanern im Alter von mehr als 45 Jahren, die über fast fünf Jahre begleitet wurden. „Die Teilnehmer mit einem optimalen Lebensstil erlitten nur halb so häufig einen Schlaganfall wie Teilnehmer, die gegen viele Regeln verstießen", berichtet Professor Röther.

Von den genannten sieben Faktoren hat Blutdruck den größten Einfluss. So senkten optimale Werte das Schlaganfallrisiko um 60 Prozent. Dann folgt der Verzicht auf das Rauchen. Es konnte gezeigt werden, dass Studienteilnehmer, die seit mindestens einem Jahr nicht mehr geraucht hatten, um 40 Prozent seltener einen Schlaganfall erlitten. Auch der Einfluss des Blutzuckers ist wichtig, denn Diabetes gehört zu den wichtigsten Risikofaktoren für einen Schlaganfall.

!

Wichtig: Gehen Sie alle zwei Jahre zum „Check-up 35+" zu Ihrem Arzt.

Bei den anderen Lebensstilfaktoren war die Schutzwirkung vor einem Schlaganfall zwar geringer und statistisch nicht sicher nachweisbar. Dennoch schützen niedrige Cholesterinwerte, körperliche Bewegung, gesunde Ernährung und Normalgewicht vor einem Herzinfarkt und sind deshalb wichtige Gesundheitsziele.

Osteoporose muss nicht sein

Osteoporose ist die wichtigste und häufigste Skeletterkrankung. Nach aktuellen Schätzungen sind in Deutschland etwas mehr als zehn Prozent der Bevölkerung von dieser Krankheit bedroht. Der „Knochenschwund" betrifft zwar vorwiegend Frauen, jedoch sind von den an Osteoporose Erkrankten etwa ein Drittel Männer – Tendenz steigend. Osteoporose ist eine Volkskrankheit des fortgeschrittenen Lebensalters und steht in engem Zusammenhang mit dem sinkenden Spiegel an Sexualhormonen – bei Frauen und Männern.

Bei der Erkrankung kommt es zu einer Verminderung der Knochenmasse und einer Verschlechterung des Knochengewebes mit einem entsprechend erhöhten Risiko, leichte Knochenbrüche zu erleiden. Je geringer die Mineralstoffdichte des Knochens (KMD) ist, desto höher das Erkrankungsrisiko.

Osteoporose ist eine Krankheit, die man durch einen entsprechenden Lebensstil mit geeigneter Ernährung fast immer verhindern kann. Dennoch erleiden allein in Deutschland 65.000 Menschen pro Jahr einen Oberschenkelhalsbruch. Davon wird ein Drittel invalide und pflegebedürftig. Man schätzt auch, dass 20 bis 25 Prozent aller über 50-Jährigen Knochenbrüche der Wirbelsäule aufweisen.

Faktoren, die zum Erkrankungsrisiko beitragen, sind:

- eine kalziumarme und/oder phosphatreiche Ernährung (Stichwort Colagetränke)
- viel Salz in der Ernährung
- viel tierisches Eiweiß
- ein hoher Alkoholkonsum
- viel Koffein
- ein chronischer Eiweißmangel im Alter
- ein Vitamin-D-Defizit (durch zu wenig Vitamin D in der Nahrung und wenig Sonne auf der Haut)
- eine entsprechende Veranlagung

- Bewegungsmangel
- Untergewicht
- Rauchen
- einige Medikamente wie Immunsuppressiva

Wie Sie Osteoporose vorbeugen können

Um Osteoporose vorzubeugen, sollten Sie auf eine ausreichende Kalziumzufuhr achten. Mindestens 1000 mg, besser jedoch 1300 mg pro Tag sollten Sie zu sich nehmen, am besten in Form von fettarmer Milch, Joghurt und vor allem Hartkäse. Auch Mineralwässer mit hohem Kalziumgehalt (200 mg pro Liter sollten es schon sein) sind empfehlenswert.

!

Kalzium und Magnesium sollten Sie im Verhältnis 2:1 zu sich nehmen.

Nicht sinnvoll ist es dagegen, Kalzium in Form von Nahrungsergänzungsmitteln einzunehmen. Es gibt sogar Hinweise darauf, dass eine Dauereinnahme ungünstige Wirkungen auf das Herz-Kreislauf-System haben kann. Zudem besteht dann die Gefahr, dass man in ein Magnesiumdefizit schlittert. Der Grund ist, dass derjenige Mineralstoff bevorzugt aufgenommen wird, der dem Körper vermehrt angeboten wird. Wenn dann noch ein Östrogenmangel bei Frauen nach der Menopause hinzukommt, geht noch mehr Magnesium verloren. Und eine ungenügende Magnesiumaufnahme wirkt sich ihrerseits deutlich auf die Knochendichte aus.

Magnesium finden Sie reichlich in Vollkornprodukten, Mandeln, Nüssen und Kernen, Hülsenfrüchten, Kakao, Himbeeren, Bananen, Kiwis sowie Spinat, Mais und Kohlrabi.

In der Osteoporosevorbeugung spielt auch Zink eine Rolle, das überdies die Heilung von Knochenbrüchen verbessern soll. Einfluss auf die Knochenstabilität hat darüber hinaus das Spurenelement Bor. Zur Vorbeugung einer Osteoporose ist die tägliche Aufnahme von 3 bis 6 mg Bor empfehlenswert. Die folgende Tabelle zeigt Ihnen, welche Lebensmittel reichlich Bor enthalten.

Durchschnittlicher Bor-Gehalt einiger Bor-reicher Lebensmittel

100 g LEBENSMITTEL	mg BOR
Pfirsich	7
Kohl- oder Steckrübe	5
Gurke	3,6
Haselnüsse	2,2
Rettich, Rote Rüben, Chicorée	2,1
Erbsen	1,8
Erdnüsse, geröstet	1,7
süße Mandeln	1,4
Sellerie	1,1
Avocado	0,98
Hagebutten	0,88
Pekannüsse, Walnüsse	0,76
trockene Linsensamen, getrocknete Feigen	0,7
Austernpilze	0,65

Ebenfalls wichtig ist Vitamin K. Eine zehnjährige amerikanische Studie an 72.000 Frauen zeigte, dass Frauen, die viel Vitamin K zu sich nahmen, ein niedrigeres Risiko für Knochenbrüche im Bereich der Hüfte hatten. Dafür reichten schon kleinere Portionen Vitamin-K-reicher Lebensmittel wie etwa eine halbe Tasse Spinat, Brokkoli oder Rosenkohl.

Da auch unsere Darmbakterien Vitamin K bilden und die Werte in den Lebensmitteln stark schwanken, ist es allerdings nicht so ganz einfach, eine optimale Zufuhr zu empfehlen. Sie benötigen etwa 60 µg täglich. An der folgenden Tabelle können Sie sehen, wie leicht sich der Bedarf decken lässt.

!

Vitamin K schützt vor Knochenbrüchen im Hüftbereich.

Durchschnittlicher Vitamin-K-Gehalt einiger Vitamin-K-reicher Lebensmittel

100 g LEBENSMITTEL	µg VITAMIN K
Sauerkraut	62–1540
Grünkohl	817
Rosenkohl, Sonnenblumenöl	500
Schnittlauch	380
Spinat, Weizenkeimlinge, Rinderleber	350
Brathuhn, Rotkohl, Blumenkohl	300
Spinat in Dosen	290
Brokkoli gekocht, abgetropft	270
Kichererbsen (trockene Samen)	264
frischer Fenchel	240

Sowohl Frauen als auch Männer jenseits der 50 sollten bei ihren Routineterminen beim Gynäkologen beziehungsweise Urologen auch ihr Osteoporoserisiko abklären lassen, insbesondere wenn bereits Symptome auftreten. Dazu gehören akut auftretende Schmerzen des Skeletts, ungewollter Gewichtsverlust von mehr als zehn Prozent sowie besonders ein Schrumpfen der Körpergröße um mehr als 4 cm in einem Jahr. Eine Röntgenmessung der Knochendichte ist empfehlenswert.

Fazit: Um vor Osteoporose geschützt zu sein, sollten Sie darauf achten, dass Sie sich viel bewegen (vor allem Krafttraining, Walking und alle Sprungarten sind hier zu empfehlen), jeden Tag ausreichend lange die Sonne genießen und ganz generell mit natürlichen Vitaminen, Mineralstoffen und Spurenelementen gut versorgt sind.

Das Immunsystem stärken

Wenn man älter wird, sinkt auch die Aktivität des Immunsystems. Eine Unterversorgung mit Vitaminen und Mineralstoffen führt dabei zu einer erhöhten Anfälligkeit für Virusinfektionen und zu schwereren Krankheitsverläufen.

Unser Immunsystem ist kein isoliertes, abgeschlossenes System im Körper, es unterliegt äußeren und körpereigenen Einflüssen. So ist es auf die Zufuhr lebensnotwendiger Nährstoffe angewiesen. Ohne sie kann es seine Abwehrfunktion nicht wahrnehmen. Bei einigen Vitaminen und Spurenelementen führt eine Zufuhr über die empfohlene Tagesdosis hinaus zu einer Anregung bestimmter Immunmechanismen. Dagegen führt eine überhöhte Aufnahme bestimmter Nährstoffe, wie z. B. Fett, dazu, dass die Immunantwort unterdrückt wird.

Die Schlüsselfunktion des Immunsystems ist es, den Körper vor von außen eindringenden Substanzen und Organismen (Bakterien, Viren, Parasiten) sowie vor im Körper entstehenden Strukturen wie z. B. Krebszellen zu schützen.

Folgende Vitamine und Mineralien benötigt auch Ihr Immunsystem, damit Sie gesund und leistungsfähig bleiben: Vitamin A, D und E, B_6 und B_{12}, Selen, Zink, Kupfer und ungesättigte Fettsäuren. Vor allem wichtig sind die Vitamine und sekundären Pflanzenstoffe aus frischem Obst und Gemüse. Wenn Sie dann noch Ihr Immunsystem nicht durch Chemie in der Nahrung, Rauchen, zu viel Alkohol, langes Sonnenbaden, zu wenig Schlaf, Bewegungsmangel, Stress oder Lärm schädigen, steht einem langen, gesunden Leben nicht mehr viel im Wege.

Sie sollten auch einen ausreichenden Impfschutz nicht vergessen und bedenken, dass der Impfschutz nicht mehr so lange hält, wenn man älter wird. Am besten lassen Sie sich von Ihrem Hausarzt beraten.

Sprechen Sie mit Ihrem Arzt über nötige Impfungen.

Dem Diabetes ein Schnippchen schlagen

Der sogenannte „Alterszucker" beziehungsweise Typ-2-Diabetes ist eine gefürchtete Krankheit. Häufig wird er jedoch erst spät erkannt, da er am Anfang völlig beschwerdefrei verlaufen kann. Die Ursache liegt in einer Insulinunempfindlichkeit. Insulin ist das Hormon, das für die Verarbeitung von Kohlenhydraten (Zucker oder Stärke) notwendig ist. Durch Übergewicht wird die Insulinunempfindlichkeit verstärkt, denn durch die Überernährung ist zu viel Glukose im Blut. Folglich muss der Körper mehr Insulin freisetzen und die Bauchspeicheldrüse muss Schwerstarbeit leisten. Wenn dies über längere Zeit anhält, können die Beta-Zellen der Drüse nicht mehr genügend Insulin produzieren.

Diabetes greift die Nerven an, mit Schmerzen, Missempfindungen und Gefühllosigkeit vor allem an den Beinen. Dies begünstigt offene Stellen und Geschwüre an den Füßen (diabetisches Fußsyndrom) und kann bis hin zur Amputation führen. Weitere Folgen sind Netzhautschäden bis hin zur Erblindung sowie Sexualstörungen bis hin zur Impotenz bei Männern.

> !
>
> Herz-Kreislauf-Erkrankungen sind bei Diabetikern die häufigste Todesursache.

Ist der Blutzucker über viele Jahre schlecht eingestellt, kann es zu einer Nierenschädigung kommen. Diese sowie Ablagerungen in den Blutgefäßen und eine verschlechterte Durchblutung führen zu hohem Blutdruck. Auch die Gefahr für die Entstehung von Blutgerinnseln steigt. Ein männlicher Diabetiker mit Bluthochdruck hat gegenüber einem Nichtdiabetiker mit gleich stark erhöhtem Blutdruck ein auf das Doppelte erhöhtes Risiko, einen Herzinfarkt oder Schlaganfall zu erleiden beziehungsweise daran zu sterben. Und bei Frauen ist das Risiko sogar noch höher.

Typ-2-Diabetes verhindern oder abmildern

Diabetes zu verhindern beziehungsweise den Blutzucker vom Arzt bei vorhandenem Diabetes gut einstellen zu lassen, ist daher enorm wichtig. Beherzigen Sie die folgenden Tipps, damit Sie einen bestehenden Diabetes besser in den Griff bekommen oder gar nicht erst einen Typ-2-Diabetes entwickeln:

- Nehmen Sie ab, wenn Sie übergewichtig sind. Übergewicht verringert die Wirkung des Insulins aus der Bauchspeicheldrüse. Bei bereits bestehendem Typ-2-Diabetes reicht Abnehmen oft schon aus, um auf normale Werte zu kommen.
- Bewegen Sie sich. Ob Treppensteigen, Spazierengehen, Radfahren oder eine andere Art von Bewegung: Bewegte Muskeln verbrauchen mehr Glukose, also Traubenzucker. Wenn Sie bereits Insulin spritzen müssen, können Sie die Dosis bei körperlicher Betätigung reduzieren.
- Nehmen Sie Ihre Medikamente. Wenn die Blutzuckerwerte trotz Bewegung und Abnehmen nicht optimal sind, brauchen Sie Arzneimittel. Zu Beginn genügen orale Antidiabetika, also einfach einzunehmende Tabletten. Wenn das Insulin unvermeidlich wird, bleibt nur das Spritzen, das bei den heute anzuwendenden Techniken jedoch erträglich ist.
- Achten Sie auf eine gesunde Ernährung mit vielen Ballaststoffen und komplexen Kohlenhydraten, wie Gemüse, Hülsenfrüchte sowie Vollkornprodukte und wenig Eiweiß.

!

Diabetiker sollten ihren Blutdruck regelmäßig kontrollieren.

Spätschäden von Diabetes

- Zunehmender Sehverlust
- Nierenschäden
- Nervenschmerzen
- Missempfindungen und Gefühllosigkeit in Füßen und Beinen
- Offene Füße und Unterschenkel
- Sexualstörungen
- Herzinfarkt und Schlaganfall

Auf die richtigen Kohlenhydrate achten

Alle Kohlenhydrate werden im Körper mithilfe von Enzymen zu Einfachzuckern (z. B. Glukose = Traubenzucker) abgebaut und gelangen in dieser Form ins Blut. Wie schnell das geschieht, hängt von der „Verpackung" der Kohlenhydrate ab, etwa davon, ob sie mit einem hohen Anteil an Ballaststoffen verbunden sind oder nicht.

Je mehr Zucker ins Blut gelangt, umso mehr Insulin wird ausgeschüttet und in die Zellen aufgenommen. Irgendwann ist der gesamte Zucker in den Zellen, Insulin aber noch vorhanden. Dann meint der Körper, wieder Zucker zu benötigen, und man bekommt Hunger, obwohl im Grunde keine Basis dafür vorhanden ist. Dies geschieht bei Einfachzuckern, wie man sie in Limonade und anderen süßen Getränken findet. Sie lassen den Blutzucker und folglich das Insulin sehr schnell ansteigen. Steigt dagegen der Blutzucker nur langsam an – beim Verzehr von komplexen Kohlenhydraten, wie Kartoffeln, Vollgetreide und Hülsenfrüchten, sowie Ballaststoffen – und bleibt über einen gewissen Zeitraum in dieser Höhe, bleibt dieser Effekt aus, und man bekommt keine erneute Hungerattacke. In der Regel schnellt der Blutzucker schneller in die Höhe, wenn die Kohlenhydrate der Nahrung

> !
>
> Limonade ist Gift, Ballaststoffe sind Balsam für den Blutzuckerspiegel.

Das volle Korn, bitte!

Ein verringertes Risiko für Herz-Kreislauf-Erkrankungen und Diabetes hat man in zwei großen Studien („Nurses' Health Study" und „Iowa Women's Health Study") festgestellt, wenn die Probanden moderat Vollkorn verzehrten. Wenn sie drei Portionen pro Tag aßen, so wurde im Vergleich zur Kontrollgruppe, die sehr wenig Vollkorn verzehrte, ein um 25 bis 30 Prozent verringertes Risiko für Herzinfarkt und Schlaganfall sowie für die Entstehung von Typ-2-Diabetes (um 31 bis 42 Prozent) festgestellt. Eine Erklärung dafür sind reduzierte Blutcholesterinwerte und die verbesserte Insulinempfindlichkeit bei erhöhtem Vollkornverzehr.

stark zerkleinert sind, wie dies z. B. bei Kartoffelbrei statt Kartoffeln und Apfelmus statt Äpfeln sowie Cornflakes statt Mais der Fall ist.

Eine Kombination aus Zucker und Fett, wie man sie etwa in Schokolade oder Eis vorfindet, führt zu einem langsameren Anstieg des Blutzuckers, weil das Fett die Entleerung des Magens verzögert und damit die Verdauung bremst – genauso, wie dies die Ballaststoffe z. B. im Vollkornbrot tun.

Süßen ja, aber lieber nicht mit Zucker

Bei mäßigem Zuckerverzehr mit festen Lebensmitteln besteht wohl keine Gefahr, Übergewicht und Diabetes zu entwickeln. Jedoch stehen hohe Zuckeraufnahmen durch gesüßte Lebensmittel im Verdacht, im Blut bestimmte Entzündungsmarker zu erhöhen, die möglicherweise ein erhöhtes Diabetesrisiko anzeigen. Besonders Getränke mit zugesetztem Zucker strapazieren die insulinproduzierenden Zellen. Sie sättigen nicht und können Übergewicht und Fettleibigkeit verursachen. Sowohl bei Jugendlichen wie auch Erwachsenen erhöhen sie die Gefahr für Diabetes und Herz-Kreislauf-Erkrankungen. Dieses Risiko scheint schon bei einem Süßgetränk pro Tag deutlich zuzunehmen. Ein Austausch des Zuckers durch Fruchtzucker oder künstliche Süßstoffe ist erst recht keine Lösung.

!

Ein bisschen Zucker schadet nicht, wenn Sie gesund und schlank sind.

Keine Sorge, ganz müssen Sie auf den süßen Geschmack nicht verzichten. Zum Glück gibt es natürliche Süßstoffe und Zuckeralkohole, die nicht nur süß schmecken, sondern im Unterschied zu Zucker sogar eine gesundheitsfördernde Wirkung haben.

Erythrit ist ein zwar teurer, aber kalorienfreier Zucker, der nahezu genauso verwendbar ist wie Industriezucker. Leider bekommen Sie das Produkt nicht im Supermarkt, sondern nur über das Internet (www.xucker.de, kiwikawa GmbH), dafür aber in reiner Form ohne Zusatzstoffe. Auch den Zuckeralkohol (keine Angst – die Bezeichnung „Alkohol“ stammt aus der chemischen Fachsprache und hat mit dem Alkohol in Getränken nichts zu tun) Xylit erhalten Sie dort, der sogar in gewissem Umfang vor Karies schützt. Auch der natürliche Süßstoff Stevia ist kalorienfrei und wirkt in sehr hohen Konzentrationen sogar blutdrucksenkend.

!

Natürliche Zuckeralternativen sind Erythrit, Xylit, Stevia und Rubusid.

Diese Eigenschaft schreibt man auch dem natürlichen Süßstoff Rubusid zu, der aus den Blättern der süßen Chinesischen Brombeere gewonnen wird. Rubusid ist hitzestabil, kalorienfrei, beeinflusst den Blutzuckerspiegel nicht, hat jedoch einen leicht bitteren Nachgeschmack. Man kann ihn über das Internet beziehen, dort kostet er umgerechnet etwas mehr als Zucker. Man muss ihn bei der Lagerung vor Feuchtigkeit schützen, dann hält er etwa zwei Jahre. In seinem Ursprungsland China wird der Tee aus den Blättern übrigens als Volksmedikament gegen Bluthochdruck und Diabetes eingesetzt.

Für eine gesunde Verdauung sorgen

!

Mindestens 30 g Ballaststoffe am Tag – und die Verdauung funktioniert.

Viele ältere Menschen haben Probleme mit ihrer Verdauung – gerade Verstopfung ist bei älteren Frauen weitverbreitet. Um dem entgegenzusteuern, sollten Sie pro Tag mindestens 30 Gramm Ballaststoffe zu sich nehmen.

Die Ursache von Verdauungsstörungen sollten Sie als Erstes von einem Gastroenterologen abklären lassen. Selten sind gravierende Gesundheitsstörungen – z. B. Darmtumor, Diabetes mellitus, neurologische Erkrankungen (wie Parkinson oder Multiple Sklerose), Demenz, Schilddrüsenunterfunktion oder psychische Störungen – die Ursache. Manchmal kann es sich auch um eine Nebenwirkung von Medikamenten handeln. In diesem Buch kann hierauf nicht ausführlich eingegangen werden. Aber ich möchte Ihnen ein paar praktische Tipps geben, wie Sie ganz natürlich gegen Verstopfung (Obstipation) oder Durchfall vorgehen können.

Verstopfung

Zunächst einmal sollten Sie wissen, dass beim Stuhlgang eine Spanne von täglich dreimal bis zu dreimal die Woche im Normbereich liegt.

Dreimal täglich oder dreimal wöchentlich Stuhlgang – das ist alles normal.

Oft hilft bei Verstopfung eine Ernährungsumstellung mit vermehrter Aufnahme von Ballaststoffen und milchsauren Lebensmitteln wie Sauerkraut oder Joghurt. Gerade ältere Menschen neigen jedoch dazu, Abführmittel einzunehmen. Gesundheitlich problematisch wird dies, wenn dadurch Durchfall entsteht, der zu Wasser- und Elektrolytverlusten führt. Dies kann bei Patienten mit Herzinsuffizienz zu lebensgefährlichen Komplikationen führen, da die Symptome verstärkt werden und die Medikamente (z. B. mit Herzglykosiden) nicht mehr ausreichen.

Abführmittel, auch als Laxanzien bezeichnet, sind Medikamente, die man zur Beschleunigung der Darmentleerung einsetzt. Sie binden entweder das im Darm enthaltene Wasser, weichen den Stuhl auf oder reizen den Darm. Man erhält sie in Form von Klistieren, Tabletten, Lösungen und Tees. Sie erzielen ihre Wirkung meistens dadurch, dass sie das Stuhlvolumen innerhalb des Darms vergrößern. Infolgedessen wird der Druck auf den Darm größer und er reagiert mit der Auslösung von Wellenbewegungen (Peristaltik), die den Speisebrei weiterschieben. Glücklicherweise gibt es eine Reihe wirkungsvoller, natürlicher Alternativen:

- Gut geeignet sind **Flohsamenschalen**. Sie gelten nahezu als Wundermittel gegen Verstopfung. Man erhält sie in Apotheken und auch über das Internet. Das Wirkprinzip der Flohsamen steckt in ihrem hohen Ballaststoffgehalt, der 20 bis 30 Prozent des gesamten Samens ausmacht. Neben einer schonenden Darmregulation reinigen die löslichen Ballaststoffe den Darm auch von Fäulnisstoffen und Darmgasen, etwa von krebserregenden Verdauungs-Endprodukten. Sie fördern auch das Wachstum darmfreundlicher Bakterien. Darüber hinaus führen die wertvollen Schleimstoffe der Flohsa-

!

Ganz wichtig: Viel Flüssigkeit dazu trinken.

menschalen zu einem verbesserten Gleiten des Darminhalts, aber auch dazu, dass sich entzündliche Prozesse im Magen-Darm-Trakt schneller zurückbilden können. Sie wirken wie die oben erwähnten Quellmittel. Wichtig ist, dass man dazu viel Flüssigkeit trinkt. Weichen Sie 1,5 Teelöffel Flohsamen in einer Kaffeetasse (ca. 125 ml) Wasser oder Saft ein (zwischendurch umrühren, damit die Samen Wasser anlagern können) und nehmen Sie diesen Ansatz nachmittags und abends jeweils mit einer größeren Flüssigkeitsmenge von mindestens je 250 ml ein. Sie werden sehen: Am nächsten Tag klappt es auch mit dem Stuhlgang!
- Helfen die Flohsamenschalen nicht, können Sie mit einem Zäpfchen (Lecicarbon®, erhältlich in Apotheken, für Erwachsene, Kinder und Säuglinge) nachhelfen. Man führt es in den Enddarm ein. Dort bildet sich das Gas Kohlendioxid. Dieses regt den Enddarm zu Bewegungen an und bringt den Darm auf natürliche Weise zur Stuhlabgabe. Sehr angenehm: Das geht schnell und dauert nur 5 bis 15 Minuten. Eine Toilette sollte definitiv in der Nähe sein. Der Vorteil: Der Darm gewöhnt sich nicht daran und daher kann das Zäpfchen auch über längere Zeit angewendet werden.
- In der Regel hilft auch die Substanz Macrogol, die Sie in der Apotheke bekommen. Es wird vom Darm nicht aufgenommen, verbleibt also mit dem Stuhl innerhalb des Darms. Während der Darmpassage bindet es Wasser und vergrößert die Stuhlmenge. Dies regt über Dehnungsrezeptoren die Darmbewegung an. Auch die Ausscheidung des Stuhls wird leichter.

Durchfall

Sofern Durchfall spontan auftritt und mithilfe natürlicher Mittel nach ein bis drei Tagen verschwunden ist – wunderbar! Dauert es länger, sollten Sie besser ärztliche Hilfe in Anspruch nehmen. Das gilt sofort, wenn Blut, Eiter, Schleim oder Fett im Stuhl oder der

Durchfall besonders stark ist und Flüssigkeitsverluste nicht ausgeglichen werden können. Ansonsten können Sie spontan auftretenden Durchfall ganz einfach natürlich behandeln. Die Möglichkeiten sind zahlreich und Sie können die für Sie wirksamste und angenehmste Variante auswählen:

- Oft hilft es bereits, ein bis zwei Tassen **Schokolade** mit viel Kakao zu trinken. Auch der Genuss von Zartbitter- oder Bitterschokolade kann manchmal ausreichen.
- Ein wahres Wundermittel sind **Heidelbeeren**. Ein Fläschchen Muttersaft, bei Bedarf mit etwas Wasser verdünnt und gesüßt, stellt in der Regel das Gleichgewicht des Körpers wieder her, vertreibt die Krankheitserreger und sorgt dafür, dass man sich nach etwa zwei Tagen wieder pudelwohl fühlt. Die getrockneten Heidelbeeren, die man z.B. in der Apotheke erhält, sind ebenfalls wirkungsvoll. Man kann auch einen Tee aus ihnen zubereiten. Die Beeren wirken antibakteriell, adstringierend und aufgrund der Gerbstoffe und Pektine stopfend, vor allem bei leichten, unspezifischen Sommerdurchfällen. Kaut man mehrmals 5 bis 10 Gramm der ganzen, getrockneten Beeren, werden die enthaltenen Gerbstoffe langsam im Darm freigesetzt und üben so ihre stopfende Wirkung bis in die tiefer gelegenen Darmabschnitte aus. Die Beeren können Sie auch in den Urlaub mitnehmen – sofern das jeweilige Land dies gestattet.
- Sehr hilfreich sind **Brombeerblätter**. Aus ihnen kann man einen Tee zubereiten, der akute Durchfallerkrankungen bekämpft.
- Nervös bedingter Durchfall lässt sich durch einen **Tee** beruhigen, der zu gleichen Teilen aus Kamille, Ringelblume und Himbeerblättern gebrüht wird.
- **Gewürze** unterstützen den Heilungsprozess ebenfalls, so z.B. Kardamom und Muskat – nur würzen damit, nicht in größeren Mengen anwenden.

!

Gehen Sie sofort zum Arzt bei Blut, Eiter, Schleim oder Fett im Stuhl!

!

Mehr zu Verdauungsproblemen erfahren Sie in meinem Buch „Magen- und Darmerkrankungen natürlich behandeln."

- Ferner kann die **Rohapfeldiät** helfen. Dabei handelt es sich um eine kurzzeitige, ausschließliche Ernährung mit geriebenen Äpfeln. Dafür werden täglich fünf bis sechs Mahlzeiten eingenommen, die aus jeweils 250 bis 300 Gramm rohem, geriebenem Apfel mit Schale, aber ohne Kerngehäuse bestehen. Durch Zugabe von etwas Zitronensaft schmeckt das Ganze noch fruchtiger. Begleitend sollten Sie reichlich trinken (etwa Kräutertee), aber keine weiteren festen Lebensmittel zu sich nehmen. Die in den Äpfeln enthaltenen Pektine, die zu den wertvollen Ballaststoffen gehören, können gesundheitsschädliche Stoffe im Darm binden, wodurch diese dem Körper entzogen und ausgeschieden werden.

Gesunde Augen, Ohren, Nase

Älter werden ohne grauen Star

Wird man älter, so werden leider auch die Augen schwächer und der graue Star oder Katarakt nimmt zu. Die Augenlinse trübt sich zunehmend ein. Dann muss operiert werden, um eine Erblindung zu verhindern. Als Risikofaktoren für diese Krankheit gelten Rauchen, hoher Blutdruck, die Einnahme bestimmter Medikamente, eine Hormonersatztherapie sowie ungünstige Essgewohnheiten.

Dass die Ernährung eine wichtige Rolle spielt, hat die Auswertung einer Studie an mehr als 27.000 britischen Teilnehmern ergeben. Erstaunlich war der Zusammenhang zwischen einer vegetarischen Ernährungsweise und dem Risiko, an grauem Star zu erkranken: Je weniger tierische Lebensmittel die Teilnehmer aßen, desto geringer war ihr Risiko. Man verglich Personen miteinander, die mehr als 100 Gramm Fleisch und Fleischwaren täglich verzehrten, mit denjenigen, die kein oder wenig tierische Produkte aßen. So lag das Risiko für grauen Star bei Veganern um 40 Prozent, bei Vegetariern um 30 Prozent und bei Fischessern um 20 Prozent niedriger als bei den Fleischessern. Aber auch ein

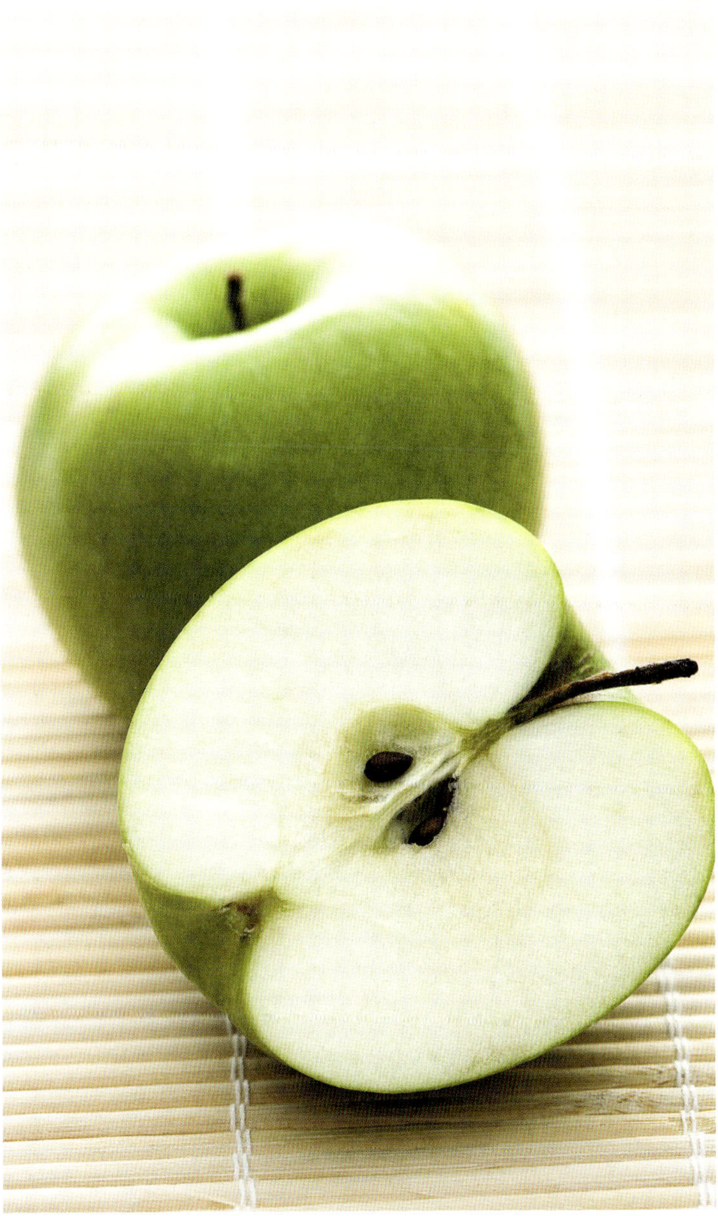

Eine kurzzeitige Rohapfeldiät hilft, gesundheitsschädliche Stoffe aus dem Körper auszuscheiden.

!

Weniger oder gar kein Fleisch essen senkt das Risiko, an grauem Star zu erkranken.

geringer Fleischkonsum zahlt sich aus: Mit abnehmendem Fleischgenuss sank die Häufigkeit von grauem Star. Man weiß nicht so ganz, woran das liegt. Betrachtet man einzelne Nährstoffe, so erwies sich eine hohe Aufnahme an Energie, Eiweiß, Cholesterin und Vitamin B_{12} als ungünstig. Die Zufuhr der Antioxidantien Betacarotin, Vitamin A und E ergab dagegen keinen Zusammenhang mit grauem Star. Die Autoren der Studie haben deshalb andere Inhaltsstoffe der Nahrung oder den insgesamt gesünderen Lebensstil der Vegetarier als Ursache in Verdacht.

Wichtig ist, dass Sie einmal pro Jahr Ihre Sehkraft und den Augendruck prüfen lassen. Man weiß, dass Personen, die nicht gut sehen und hören, eine doppelt so hohe Sterblichkeit wie gleichaltrige Menschen haben, die durch eine entsprechende Brille oder durch ein Hörgerät diese Störungen ausgleichen. Hört oder sieht man schlecht, ist man vermehrt unfallgefährdet. Man nimmt an, dass etwa 40 Prozent der Älteren eine nicht optimal angepasste Brille nutzen.

In diesem Zusammenhang ist es wichtig, gut mit Vitamin C und B_2 versorgt zu sein, da die beiden Vitamine das Risiko einer Linsentrübung im Alter um die Hälfte reduzieren.

Wichtig ist auch, dass Sie jeden Tag mindestens 15 Minuten ins Freie gehen, denn das natürliche Licht fördert nicht nur die Sehkraft, es fördert die geistige Leistungsfähigkeit und harmonisiert das Schlafverhalten.

Hören, schmecken und riechen Sie gut?

Damit Sie auch mit zunehmendem Alter noch hören wie ein Luchs, sollten Sie auch regelmäßig vom HNO-Arzt Ihr Hörvermögen überprüfen lassen. Einen Hörtest am Telefon können Sie hier machen: www.hoertest-per-telefon.de. Diese bequeme Möglichkeit ersetzt aber nicht den Check beim HNO-Arzt. Wichtig ist es auch, darauf zu achten, dass man nicht dauernd zu starkem Lärm ausgesetzt ist, da dieser das Schlaganfallrisiko erheblich steigert.

So weiß man, dass ab einem Lärmpegel von 60 dB bei über 65-Jährigen das Risiko für einen ersten Schlaganfall um ca. 30 Prozent ansteigt.

Bei dieser Personengruppe haben auch etwa 60 Prozent ein Geruchsdefizit. Damit Ihnen dies nicht passiert, ist ein Riechtraining gut. Das geht ganz einfach: Riechen Sie jeden Tag an einem Parfüm, an Zimt oder Pfefferminz. Die Geruchsprobe dabei immer so weit weg halten, dass Sie den Duft gerade noch wahrnehmen. Beginnen sollten Sie mit Pfefferminzöl. Zimtgeruch lässt am ehesten nach. Beides besser häufig riechen.

!

Ihr Riechvermögen lässt sich trainieren.

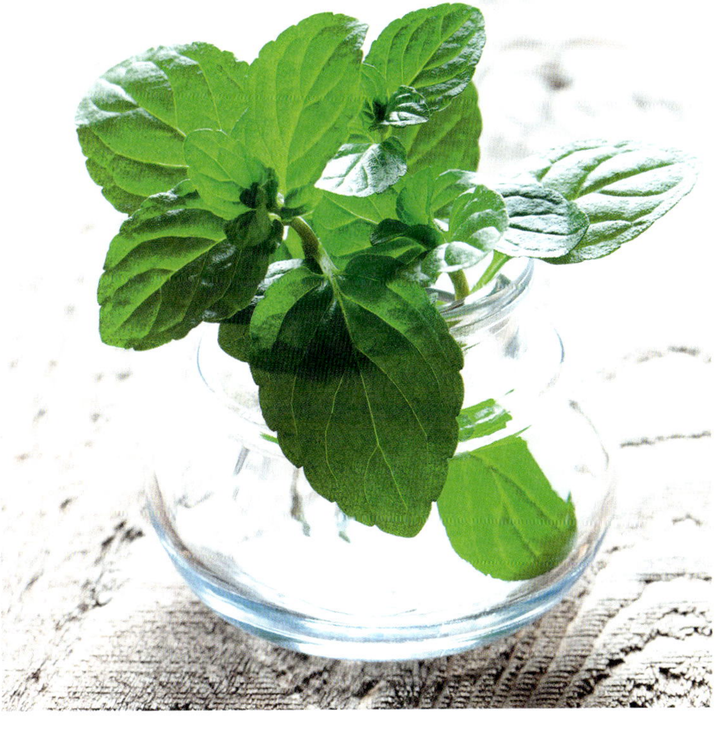

Damit die Geruchsnerven trainiert werden, täglich an Pfefferminze oder Zimt riechen.

Special: Vorbeugende Untersuchungen ab 60 Jahren

Krebsfrüherkennungsprogramme, die zu den Standardleistungen der gesetzlichen Krankenkassen gehören, sollten unbedingt in Ihrem Terminkalender stehen. Wissenschaftlich abgesicherte Informationen über Nutzen und Risiken dieser Untersuchungen finden Sie auf der Website der Stiftung Warentest unter: www.test.de/themen/gesundheit-Kosmetik/frueherkennung. Die Richtlinien des Bundesausschusses der Ärzte und Krankenkassen (Stand 01.05.2010) sehen diese Früherkennungsuntersuchungen vor:

Früherkennungsuntersuchungen von Krebserkrankungen bei Frauen: Krebs der Genitalien, der Brust, der Haut, des Enddarms und des übrigen Dickdarms

- einmalige Erfassung der Krankengeschichte (Anamnese)
- Untersuchung der inneren und äußeren Genitalien
- Abstrichuntersuchung von Gebärmutterhals und -mund
- Abtasten der Brust und der benachbarten Lymphknoten
- Anleitung zur regelmäßigen Selbstabtastung der Brust
- Ganzkörperuntersuchung der Haut alle zwei Jahre
- Teilnahme am Mammografie-Screening alle zwei Jahre
- Test auf verborgenes (occultes) Blut im Stuhl
- Darmspiegelung, die nach mindestens zehn Jahren einmal wiederholt werden kann, bei familiär gehäuftem Darmkrebs alle fünf Jahre

Nimmt man regelmäßig an den Früherkennungsuntersuchungen teil, werden krebsartige Entwicklungen im Vorstadium so früh erkannt, dass sie in den meisten Fällen schnell und erfolgreich behandelt werden können. Infolge der Abstrichuntersuchungen ist die Zahl der Neuerkrankungen an Gebärmutterhalskrebs rückläufig.

Früherkennungsuntersuchungen von Krebserkrankungen bei Männern: Krebs der Haut, der äußeren Genitalien, der Prostata, des Enddarms und des übrigen Dickdarms

- Ganzkörperuntersuchung der Haut alle zwei Jahre
- einmalige Erfassung der Krankengeschichte (Anamnese)
- Abtastung der äußeren Genitalien

▶▶

- Abtastung der Prostata
- Untersuchung örtlicher Lymphknoten
- Test auf verborgenes (occultes) Blut im Stuhl
- Darmspiegelung, die nach mindestens zehn Jahren einmal wiederholt werden kann, oder Test auf verborgenes Blut im Stuhl alle zwei Jahre

Prostatakrebs ist der häufigste Krebs bei Männern. Neun von zehn Männern können geheilt werden, wenn er rechtzeitig erkannt wird. Männer sollten daher einmal im Jahr ihre Vorsteherdrüse vom Urologen, praktischen Arzt oder Internisten untersuchen lassen.

Außerdem sollte die **Gesundheits-Vorsorgeuntersuchung** in Ihrem Terminkalender stehen, auf die alle gesetzlich Versicherten bereits ab 35 im Abstand von zwei Jahren Anspruch haben. Dies betrifft vor allem die Früherkennung von Herz-Kreislauf- und Nierenerkrankungen sowie Diabetes. Ein Arzt kann mit relativ einfachen, wenig belastenden Untersuchungen feststellen, welche Risikofaktoren bestehen oder ob bereits eine Krankheit vorliegt. Dazu sollte auch die regelmäßige Kontrolle des Blutdrucks gehören (an beiden Oberarmen). Einmal pro Jahr sollte man auch die Seh- und Hörfähigkeit überprüfen lassen.
Wichtig sind darüber hinaus folgende Laborwerte:

- Vitamin B_{12}, Folsäure und Vitamin D
- Homocysteinspiegel
- Kalium, Kalzium, Magnesium und Eisen
- Blutbild, Blutsenkung, Bluteiweiß
- Blutfette: Cholesterin und Triglyzeride
- Leber-, Nieren- und Schilddrüsenwerte

Es empfiehlt sich, auch folgende **Impfungen** durchführen zu lassen beziehungsweise ihre aktuelle Wirksamkeit zu überprüfen:

- Tetanusimpfung
- Grippeschutzimpfung, ab 65 Jahren jährlich
- FSME-Impfung (Zecken), wenn man in einem FSME-Gefahrengebiet lebt oder dorthin reist

Jugendliche Haut und schöne Haare

Heutzutage spielt die Optik eine immer größere Rolle. Eine Studie der London School of Economics fand heraus, dass gut aussehende Menschen für intelligenter sowie sympathischer gehalten und sogar mit milderen Gerichtsurteilen bedacht werden. Das zieht sich bis ins Berufsleben hinein: Körperlich attraktive Menschen bekommen ein höheres Gehalt, haben bessere Aufstiegschancen und werden als Kooperationspartner bevorzugt. Um jünger auszusehen, tun manche Frauen fast alles. Nahezu die gesamte Körperpflege hat dieses Ziel.

Doch wichtiger als Cremes von außen ist das, was wir essen, denn die Ernährung der Haut geschieht von innen. Das bedeutet, dass es Ihre Haut sehr wohl merkt, ob Sie vitaminreich und chemiearm essen. Alterungsvorgänge findet man vorwiegend in den unteren Hautschichten, wo sich die elastischen Fasern, die Talg- und Schweißdrüsen befinden.

> **!**
> Alt wird die Haut, wenn verbrauchte Zellen nicht mehr durch neue ersetzt werden.

Altert die Haut, so verändert sich ihr Stoffwechsel. Die Durchblutung wird verringert, die Hautzellen wachsen und vermehren sich nur noch langsam, verbrauchte Zellen werden nicht mehr durch neue ersetzt und beschädigte Bereiche nicht mehr repariert. Die Talg- und Schweißdrüsen produzieren weniger Absonderungen, sogar das straffende Kollagen verändert sich. „Eiweiße, die die Struktur und Elastizität der Haut wesentlich bestimmen, werden vermehrt abgebaut. Auch wasserspeichernde Substanzen finden sich in alternder Haut in geringerer Menge als früher“, so Vera Herbst in ihrem Anti-Aging-Ratgeber der Stiftung Warentest. Die Folgen kennen wir: Die Haut wird dünner, das Gewebe verliert Wasser, wir bekommen Runzeln und Falten. Dieser Alterungsprozess wird durch Rauchen und UV-Strahlung noch beschleunigt.

Gegen das normale zeitbedingte Altern können Sie nichts tun, aber Sie können den Zeitraffereffekt reduzieren. Dafür gibt es einige probate Mittel:

- gesunde Ernährung
- Bewegung
- Entspannung und Schlaf
- Reinigung und Pflege

Vor allem hilft eine gesunde Ernährung. Damit führen Sie der Haut auf dem Blutweg Vitamine und andere Nährstoffe zu, die ihr helfen, jung und gesund auszusehen. Wenn Sie sich regelmäßig bewegen, sorgt dies für eine gute Durchblutung der Haut. Pausen und ausreichend Ruhe in der Nacht entspannen die kleinen Muskeln, die den mimischen Ausdruck des Gesichts ausmachen.

Auch guter Schlaf macht schön
Schlafen Sie täglich sechs bis acht Stunden. Während der Ruhe wird das körpereigene Hormon Melatonin ausgeschüttet. Dadurch werden schädliche Stoffwechselprodukte abgebaut, die z. B. durch UV-Strahlung freigesetzt werden und die Hautalterung beschleunigen.

Was Sie auf keinen Fall vergessen sollten, ist, das Gesicht am Abend gründlich zu reinigen, möglicherweise mit einem milden Öl oder einer Reinigungsmilch. Damit entfernt man die Schadstoffe, die sich tagsüber in die feinen Poren der Haut legen. Anschließend je nach Hauttyp eine Pflegecreme auftragen. Fette werden beim Waschen oft herausgelöst, deshalb sollte man sie der Haut anschließend wieder zurückgeben. Wichtig ist eine gute Feuchtigkeitscreme, die feine Linien glättet und die Haut praller aussehen lässt. Am Morgen genügt es in der Regel, das Gesicht mit klarem Wasser zu waschen. Auch eine Haarwäsche sollte alle zwei bis drei Tage zum Schönheitsprogramm gehören.

Eine ausgewogene Ernährung, also Vollwertkost, die einen Vitaminmangel in der Regel verhindert, sorgt dafür, dass Haut,

Haare sowie Nägel gut aussehen und ein vorzeitiges Altern verhindert wird. Mithilfe der Erkenntnisse aus diesem Buch sollte es Ihnen problemlos möglich sein, sich auf natürliche Art und Weise ausreichend mit Vitaminen zu versorgen und damit die Basis für ein gutes Aussehen zu schaffen.

Vitamine für die Schönheit

Die Haut ist nicht nur der Spiegel der Seele, sie spiegelt auch den Ernährungszustand wider. Ein Vitaminmangel lässt die Haut fahl und glanzlos erscheinen.

Eine ausreichende Versorgung des Körpers mit Vitaminen und anderen Nährstoffen ist die grundlegende Voraussetzung für eine gute Funktion der Haut und ihrer Anhangsorgane (Haare, Nägel, Schweiß- und Talgdrüsen). Die Haut und ihre angrenzenden Schleimhäute zeigen ernährungsbedingte Störungen sehr schnell auf, sodass diese sich an ihr relativ leicht und frühzeitig diagnostizieren lassen. Dabei sind gut sichtbare Hautprobleme durch Mangelernährung in Mitteleuropa selten geworden und kleine Veränderungen werden leicht übersehen.

> !
>
> Durch falsches Essen verursachte Störungen zeigen sich schnell an der Haut.

Für die Haut sind vor allem die im Folgenden aufgeführten Vitamine wichtig. Bitte lesen Sie bei Bedarf auch die ausführlicheren Abschnitte über die jeweiligen Vitamine im Kapitel „Ihr persönlicher Jungbrunnen: Die richtige Ernährung“ ab Seite 27.

Vitamin A und seine Vorstufen

Dieses Vitamin ist ein Schutzschild für die gesamte Haut und beeinflusst die Funktion von Zellen des Immunsystems in diesem Organ. Hat man einen Vitamin-A-Mangel, so führt dies zu einer trockenen Haut mit braunen Flecken sowie verminderten Schweiß- und Talgdrüsenabsonderungen. Die Nägel sind dünn, brüchig und zeigen Längs- und Querfurchen. Ebenso wie Vitamin A ist auch dessen Vorstufe, das orange gefärbte Provitamin A, für Haare und Haut gut. Es wird im Unterhautfettgewebe gespeichert und bei Bedarf in das aktive Vitamin A umgewandelt. Was bei Babys und Kleinkindern eine angenehm bräunliche Haut zur Folge hat, wenn sie viel Möhrenbrei und -saft bekommen, schützt auch Erwachsene ein wenig (nicht absolut!) vor Sonnenbrand. Diese Schutzwirkung ist höher, wenn gleichzeitig viel Vitamin E aufgenommen wird. Bei starker Sonnenstrahlung sind jedoch zusätzliche Schutzmaßnahmen wie Eincremen mit Sonnenschutzmittel unbedingt erforderlich. Auf alle Fälle verleiht Betacarotin – eine der Vorstufen von Vitamin A – der Haut ein gesundes Aussehen.

Große Mengen an Vitamin A oder seiner Vorstufen finden Sie in Leber, Leberwurst, Aprikosen, Möhren und Pfifferlingen.

B-Vitamine

Vitamin B_1 Bei Hautschuppen und Haarausfall kann das Vitamin möglicherweise helfen oder die Heilung unterstützen.

Besonders viel Vitamin B_1 finden Sie in Hefe, Weizenkeimen und -keimlingen, Roggenkeimlingen und Sonnenblumenkernen.

Vitamin B_2 Das Vitamin hilft beim Aufbau von Haut und Schleimhäuten. Bereits ein leichter Vitamin-B_2-Mangel, der allerdings bei uns selten vorkommt, führt zu glanzlosen und brüchigen Fingernägeln.

Viel B_2 kommt in Hefe, Innereien, Steinpilzen und Pfifferlingen sowie Weizenkeimlingen vor.

Biotin Das Vitamin wirkt bei Wachstum, Erhalt sowie Stoffwechsel von Talgdrüsen, Haut, Haaren und Nägeln mit. Daher ist es für deren gesunde Funktion wichtig. Es hilft zudem beim Aufbau von Keratin, einem schwefelhaltigen Eiweißkörper der Haut und ihrer Anhangsorgane, der diesen Körperteilen Form und Festigkeit verleiht. Falls ein Mangel an diesem Vitamin überhaupt auftritt, kann er zu Hautentzündungen (Dermatitis) führen.

Viel Biotin finden Sie in Innereien, Hefe, Steinpilzen, Pfifferlingen, Sojabohnen, Hühnereigelb, Weizenkleie, Wal- und Erdnüssen.

!

Die B-Vitamine allgemein, allen voran Vitamin B_2, B_6, B_{12} und Folsäure helfen der Haut, sich zu regenerieren.

Vitamin B_5 Dieses Vitamin ist für die Funktion der Haut und Schleimhäute sowie das Wachstum und die Pigmentierung der Haare bedeutend. Es fördert die Wundheilung und wird auch in Hautpflegeprodukten eingesetzt, da es für schöne Fingernägel und Haare sorgen soll. Überdies hilft es mit, den Alterungsprozess der Haut hinauszuzögern: Es sichert eine optimale Nährstoffversorgung der Hautzellen. Außerdem kann das Vitamin Wasser binden – wichtig gerade bei alternder Haut. Ein ernährungsbedingter Mangel ist allerdings selten und als Ursache kommt in der Regel nur eine Erkrankung, insbesondere mit Antibiotikagabe, vor.

Die Quellen sind nahezu dieselben wie bei Biotin.

Folsäure Diesem Vitamin sagt man verjüngende Eigenschaften nach. Folsäure soll vor Zellkernschäden schützen.

Besonders viel Folsäure finden Sie in Brokkoli, Endiviensalat, Spinat und Hühnerleber.

!

Vitamin E ist das Anti-Aging-Mittel für die Haut.

Vitamin E

Vitamin E kann bei Altersflecken – insbesondere in Kombination mit Vitamin C – eine Besserung der Hyperpigmentierung erreichen. Auf der Haut soll es folgende biologische und kosmetische Wirkungen entfalten:

- Es glättet die Hautoberfläche.
- Es steigert das Feuchthaltevermögen der Hornschicht.
- Es hat eine antientzündliche Wirkung.
- Es vermindert UV-Bestrahlungsschäden.
- Es vermindert den Angriff freier Radikale auf bestimmte Fettsäuren.

Viel davon finden Sie in Weizenkeimöl, Sonnenblumenkernen, Traubenkernöl, Kürbiskernen, Haselnüssen und Mandeln sowie Weizenkeimlingen.

Vitamin C

Dieses Vitamin fördert die Neubildung von hautstraffendem Kollagen und hemmt die Entstehung von Altersflecken.

Viel Vitamin C finden Sie in roher roter Paprika, Tomaten, Kiwis, Erdbeeren und Orangen.

Mineralstoffe für die Schönheit

Nägel, Haut und Haare sehen auch schöner aus (und sind gesünder), wenn sie optimal mit Mineralstoffen versorgt sind. Wenn der Körper z. B. ausreichend Eisen und Jod erhält, sieht die Haut nicht nur gut aus, sondern fühlt sich auch geschmeidig an. Die Wirkung mancher Mineralstoffe ist dabei verblüffend. Kalzium macht schöne Fingernägel. Dagegen macht ein Zink- und Kupfermangel die Haare stumpf und strähnig. Eine gesunde, mineralstoffreiche, vollwertige Ernährung verleiht dem Haar Glanz und Spannung.

> **!**
> Feste Fingernägel, glänzendes Haar und straffe Haut können Sie sich auch im Alter bewahren.

Achten Sie besonders auf die folgenden Mineralstoffe und lesen Sie bei Bedarf auch die ausführlicheren Abschnitte über die jeweiligen Mineralien im Kapitel „Ihr persönlicher Jungbrunnen: Die richtige Ernährung" ab Seite 27.

Eisen

Eisen macht die Haut geschmeidig und hilft gegen einen blassen Teint. Ein schwerer Eisenmangel führt zu wenig schönen Rissen im Mundwinkel, brüchigen Haaren und Fingernägeln. Aber auch ein leichter Mangel hat unangenehme Auswirkungen: Haarausfall und allgemeines Hautjucken.

Da auch zu viel Eisen ungesund ist, sollten Sie vom Arzt abklären lassen, ob bei Ihnen ein Eisenmangel besteht. Falls ja, können Sie diesen mit eisenreichen Lebensmitteln (z. B. Bierhefe, Kakao, Sesam, Sonnenblumen- und Kürbiskerne in Kombination mit Vitamin C) reduzieren.

Selen

Dieses Spurenelement spielt eine besonders wichtige Rolle für die Haut, indem es sie vor UV-Licht schützt. Damit wirkt es einer vorzeitigen Hautalterung entgegen.

Selen findet sich in Fisch, Fleisch, Leber, Getreideprodukten, Sesam, Milch, Gemüse und Nüssen.

Zink

Zink hat bei der Heilung von Hautkrankheiten eine lange Tradition. Mütter kennen die zinkhaltigen Cremes nahezu als Wundermedizin gegen wunde Babypopos. Entsprechend wird Zink äußerlich zur Wundheilung und bei Hautrötungen eingesetzt. Warum das Spurenelement eine derartige Heilwirkung hat, ist weitgehend unbekannt.

Generell unterstützt Zink die Haut bei ihrer Barrierefunktion gegenüber Krankheitserregern. Man schreibt dem Mineralstoff antimikrobielle Effekte zu, die auch beim sogenannten seborrhoischen Ekzem helfen sollen. Bei dieser Hautkrankheit spielt ein Pilz eine tragende Rolle.

> !
>
> Haarausfall? Hier könnte ein Zinkmangel zugrunde liegen.

Ein Mangel an Zink bewirkt eine Verlangsamung des Haarwachstums und eine Verdünnung des Haarschafts. Auch ein mehr oder weniger ausgeprägter Haarausfall gehört zu diesem Erscheinungsbild. Entsprechend führt eine Zinkzufuhr in solchen Fällen rasch zur Beseitigung der Symptome.

An den Fingernägeln führt Zinkmangel innerhalb von vier Wochen zu quer verlaufenden Rillen, den sogenannten Beau-Linien, die von weißen Bändern begleitet sein können. Dass sie möglicherweise nicht sofort nach der Zinkeinnahme verschwinden, liegt vermutlich am langsamen Wachstum der Nägel. Bleibt der Zinkmangel unbehandelt, kann er im Extremfall zur Ablösung der Nagelplatte vom Nagelbett führen.

Viel Zink finden Sie in Schalentieren, speziell Austern, rotem Fleisch, Nüssen, Hülsenfrüchten, Eiern und Vollkornprodukten.

Silizium

Wissenschaftlich erwiesen ist, dass eine Siliziumeinnahme die Dicke und Spannkraft der Haut sowie die Beschaffenheit brüchiger Nägel und Haare verbessern kann.

Viel Silizium finden Sie in Hirse, Hafer- und Gerstenkörnern sowie kieselsäurehaltigem Mineralwasser.

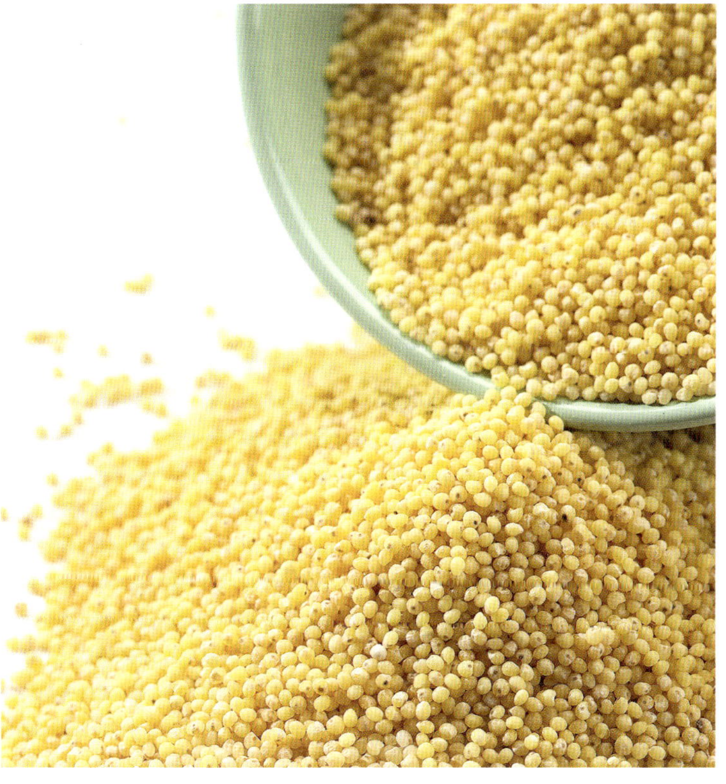

Silizium, z. B. in Hirse, sorgt für schöne Haut, Haare und Nägel.

Tipps für bleibende Zähne

Nicht nur der Zahn der Zeit nagt an den Zähnen, auch Karies macht uns oft das ganze Leben schwer. Hier einige Tipps, wie Sie so viele Kauwerkzeuge wie nur möglich erhalten können:

- Knabbern Sie rohe Möhren und Äpfel, essen Sie Vollkornbrot – das massiert das Zahnfleisch und stabilisiert die Knochensubstanz sowie den Zahnhalteapparat. Außerdem reiben die Pflanzenfasern auf den Zahnflächen und reinigen sie.
- Zahnpflegekaugummis mit Xylit helfen unterwegs, wenn man sich die Zähne nicht putzen kann. Sie erhalten sie in Apotheken, aber auch im Supermarkt und Discounter. Doch Vorsicht vor unnötigen Zusatzstoffen!
- Essen Sie besser Äpfel statt Apfelmus, denn Kauen lässt Speichel fließen, der die aggressiven Fruchtsäuen aus dem Obst neutralisiert.
- Käse schließt zwar nicht den Magen, aber er bildet eine klebrige, lang haftende Schicht aus Eiweiß und Fett auf den Zähnen. Das hält die Säuren, die am Ende einer Mahlzeit im Mund vorliegen, von den Zähnen fern.
- Fluorid macht Zähne widerstandsfähiger gegen Säuren, da es die Remineralisierung fördert. Gute Quellen sind Speisesalz mit Fluorid sowie grüner und schwarzer Tee.
- Säurehaltiges wie Obst, Limonaden oder Saft greift den Zahnschmelz an. Um zu verhindern, dass die Zähne geschädigt werden, sollten Sie sie frühestens eine halbe Stunde nach dem Verzehr der sauren Lebensmittel putzen. Damit wird verhindert, dass die Bürsten den angegriffenen Zahnschmelz schädigen.
- Ersetzen Sie Zucker durch gesunde Alternativen, die ebenfalls süß sind (siehe Seite 122).
- Wenn man älter wird, nimmt die Geschmacksempfindlichkeit häufig ab. Durch folgende Maßnahmen lässt sie sich verbessern: Etwa alle acht bis zehn Tage die Zunge mit Zitrone oder einem Spachtel, der Zahnbürste oder einem rauen Waschlappen abwischen/abbürsten. Man entfernt damit abgestoßene Schleimhautteilchen. Danach empfindet man die Geschmacksunterschiede wieder intensiver und kann das Essen wieder besser genießen.

Kosmetik für die reifen Jahre

Ökotest schrieb schon vor fast zehn Jahren: „Ja, es stimmt, Cremes helfen gegen Falten. Sie versorgen die Haut mit Fett und Feuchtigkeit und erzielen in der obersten Hautschicht durchaus sichtbare Effekte. Die Hornschicht beeinflusst das Erscheinungsbild der Haut nämlich enorm. Ist sie nicht gut durchfeuchtet, wirkt die Haut schuppig und müde. Eine Creme kann winzigste Minifältchen scheinbar zum Verschwinden bringen." Daran hat sich bis heute nichts geändert.

Dafür muss man allerdings nicht tief in die Tasche greifen, denn die beschriebenen Effekte erreicht man mit fast jeder Creme. Wirkliche Falten können sie allerdings nicht glätten, und heißen sie noch so schön Anti-Aging-Cremes oder Anti-Falten-Cremes. 2004 schnitt dann auch die billigste Creme – sogar mit Coenzym Q10 – genauso gut ab wie die teuerste. Es ist also im Prinzip jede Pflegecreme gut. Wenn Sie älter werden, brauchen Sie aber bei einer trockenen Haut eine reichhaltige Creme.

!

Eine gute Pflegecreme muss nicht teuer sein.

Vera Herbst hat für die Stiftung Warentest („Anti-Aging – Fit fürs Alter") alle Studien durchforstet, die Inhaltsstoffe in Cremes darauf untersuchten, ob sie eine Wirkung auf die Hautalterung haben. Erstaunlicherweise fand sie einiges, was gegen Falten wirkt:

- **Vitamin A** Tatsächlich können Hautpflegemittel, die Vitamin A (Retinol) und seine Abkömmlinge Retinylpalmitat und Retinaldeyhd enthalten, der Hautalterung entgegenwirken. Es ist erwiesen, dass das allgemeine Hautbild verbessert erscheint, da sich unregelmäßige Pigmentierungen angleichen, feine und mittlere Falten messbar und sichtbar weniger tief sind, die Haut weniger rau ist. Außerdem wird die Neubildung von Kollagen angeregt und sein Abbau vermindert. Dies macht die Haut insgesamt elastischer und lässt sie straffer aussehen. In den Studien wurden Konzentrationen um 0,5 Prozent eingesetzt.

- **Alpha-Liponsäure** Diese Substanz gehört zu den Antioxidantien und wird vom Körper selbst gebildet. Sie kommt aber in der Haut nicht vor. Trägt man sie jedoch in einer Cremegrundlage auf, kann sie die Faltentiefe messbar verringern und die Hautspannung verbessern.
- **Pal-KTTS** Auch ein kleines Eiweiß mit dem unaussprechlichen Namen Palmitoyl-Lysin-Serin (abgekürzt pal-KTTS) kann die Faltentiefe messbar verringern und die Hautspannung verbessern.
- **Vitamin E und Hyaluronsäure** Für die Wirkung dieser beiden Stoffe in Cremes stehen Beweise durch Versuche am Menschen derzeit noch aus.

Wie gut sind Schönheitscremes?

Manche Schönheitscremes, die als Anti-Aging-Mittel gepriesen werden, enthalten Glyzerin. Diese Substanz wirkt wasseranziehend. Das führt für mehr oder weniger kurze Zeit zu einer Glättung der Hautoberfläche, die durch Umwelteinflüsse möglicherweise rau und rissig geworden ist. Eine wirkliche Veränderung der Hautstruktur erfährt man dadurch aber nicht.

> !
>
> Cremes pflegen und schützen die oberste Hautschicht – nicht mehr und nicht weniger.

Die Zusammensetzung der Pflegecreme orientiert sich am besten an Ihrem Hauttyp. Das heißt, je nachdem, ob Sie eine fettige, trockene oder Mischhaut besitzen, sollte sie mehr oder weniger fetthaltig sein. Auch ein leichtes Make-up hilft, um Ihren Teint vor Wind, Sonne und Schadstoffen zu schützen. Dabei müssen Sie nicht auf das teuerste Produkt zurückgreifen, außer Sie wollen eine bestimmte Marke, Parfümierung oder Verpackung. Wachstumsfördernde Substanzen, wie z. B. Hormone, sind für Kosmetika aus gutem Grund nicht erlaubt.

Wichtiger als die richtige Creme ist es aber, die bekannten Anti-Aging-Tipps zu beherzigen:

- Schlecht für die Haut: zu viel Sonne, Alkohol, Rauchen, zu wenig Schlaf, Stress

- Gut für die Haut: gesunde, vitaminreiche Ernährung und viel trinken (mindestens 1,5 Liter täglich), viel Bewegung an der frischen Luft, eventuell zarte Massagen

!

Bewegung an der frischen Luft sorgt für eine bessere Durchblutung der Haut. So regeneriert sie sich leichter.

Sie sehen also: Mehr als eine Pflegecreme und eine gesunde Lebensweise braucht es nicht, um jünger auszusehen, als in Ihrem Ausweis steht. Falls Sie mit der Schönheitschirurgie liebäugeln, vergessen Sie das bitte gleich wieder. Das ist nicht nur kein geschützter Begriff, sie hilft auch nicht wirklich, biologisch jünger zu werden.

Eine gute Figur mit 60 plus

Es ist schon zum sprichwörtlichen Davonlaufen! Da lebt man in einem Land, das leckere Speisen in Hülle und Fülle bietet – also quasi im Schlaraffenland –, und darf sich, wenn überhaupt, nur begrenzt bedienen. Von allen Seiten hört man, dass wir zu dick sind und dass wir unbedingt abspecken müssen. Wenn das nur so leicht wäre!

Dennoch ist es wichtig, auf seine Figur zu achten, denn zu viele Pfunde fördern nicht nur die Entstehung von Bluthochdruck. Wissenschaftliche Studien zeigen, dass Übergewicht und die damit verbundenen Krankheiten zudem vorzeitiges Altern bedeuten. Zudem stellt der Körper weniger Hormone her, wenn man älter wird. Dazu gehören z. B. die Schilddrüsenhormone, die in jüngeren Jahren den Stoffwechsel auf Trab halten und dafür sorgen, dass 15 Prozent mehr Energie verbraucht wird. Der Grundumsatz wird geringer und der Körper schrumpft, denn der Wassergehalt des Körpers nimmt ab. Männer büßen im Alter von 30 bis 70 Jahren etwa drei Zentimeter ein, Frauen durchschnittlich fünf.

Bereits ab dem 40. Lebensjahr brauchen wir ständig weniger Energie und nach dem 55. nimmt der Energiebedarf drastisch ab:

um etwa 8 Prozent alle 10 Jahre. Die Folge: Man braucht pro Lebensjahrzehnt etwa 100 Kilokalorien weniger am Tag.

Sind Sie zu dick?

!

Besonders gefährlich: der „Speckgürtel“ um die Taille.

Vielleicht fühlen Sie sich dick und möchten abnehmen. Aber wann ist man überhaupt zu schwer? Aufgrund neuer Erkenntnisse kommt man heute vom BMI (Body-Mass-Index, Körpergewicht in Kilogramm geteilt durch Körpergröße in m^2) wieder ab. Jetzt wird stattdessen die Taille oder der Bauchumfang gemessen, denn entscheidend für die Gesundheit ist die Fettverteilung. Am gefährlichsten ist der Taillenspeck. In diesem „Speckgürtel“ werden Botenstoffe produziert, die in benachbarten Zellen chronische Entzündungen bewirken. Mögliche Folge: Diabetes.

Ab wann ist man zu dick?

- Frauen: ab 85–90 cm Taillenumfang
- Männer: ab ca. 100 cm Taillenumfang

Die idealen Werte für Frauen sind 80 cm, für Männer 90 cm.

Für beide Geschlechter gelten die obigen Grenzwerte relativ unabhängig von der Körpergröße. Wer darüber liegt, sollte dringend ein paar Pfunde abschmelzen.

Äpfel und Birnen

Bei der Körperfettverteilung unterscheidet man die Birnen- und die Apfelform. Frauen neigen zur Birnenform, bei der sich das Fett um Po und Hüften herum sammelt. Bei Männern lagert sich der Speck eher um die Taille an (Apfelform, auch als Bierbauch bezeichnet). Dieser „Speckgürtel“ ist gefährlicher als das Fett an Po und Hüften.

Auch wenn es generell schwierig ist abzunehmen – dem Bauchfett rückt man am leichtesten zu Leibe: Fünf bis zehn Prozent weniger Körpergewicht verkleinert sein Volumen bereits um ein Drittel – damit reduziert man die damit verbundenen Risiken.

Übrigens. Leichtes Übergewicht – die Betonung liegt auf „leicht" – scheint im Alter von Vorteil zu sein. Dies bestätigte eine kanadische Studie. Das Ergebnis war, dass Menschen mit leichtem Übergewicht ein um 17 Prozent niedrigeres Sterberisiko aufwiesen als Normalgewichtige. Dieses Risiko war dagegen bei Menschen mit Untergewicht und solchen mit krankhaftem Übergewicht erhöht.

Abnehmen – aber wie?

Crashdiäten, Fasten etc. sind zum Abnehmen ungeeignet. Nach neuesten Erkenntnissen ist das Volumen der Nahrung das Entscheidende: Volumetrics nennt man die Ernährungsform, die dies berücksichtigt.

Durch Essen wird ein Dehnungsreiz der Magenwand ausgelöst. Interne Nervenrezeptoren messen die Essensmenge und den Druck auf die Magenwand. Diese Rezeptoren senden Signale an das Gehirn. Dort lösen sie das Völlegefühl aus. Nerven im Zwischenhirn sorgen dafür, dass man nicht weiterisst. Wenn man schließlich ganz satt ist, werden die damit zusammenhängenden Botenstoffe nicht mehr ausgeschüttet.

Zieht sich der Magen zusammen und entleert sich, fühlt man in der folgenden Zeit wieder ein Verlangen nach Essen. Größere Mahlzeiten füllen daher den Magen für einen längeren Zeitraum und sättigen besser als kleine Portionen. Das bedeutet, Sie sollten besser dreimal am Tag größere statt fünfmal – wie noch vor Kurzem empfohlen – kleinere Mahlzeiten zu essen.

> **!** Essen Sie sich dreimal am Tag satt.

Die Sättigungssignale entstehen unabhängig davon, wie viel Energie die jeweilige Nahrung enthält. 80 Prozent der Sättigung gehen auf das Volumen und nicht die Kalorienmenge zurück. Je mehr Kalorien das jeweilige Lebensmittel in derselben Menge enthält, desto größer ist die Energieaufnahme bei gleichem Sättigungseffekt. Isst man z. B. Schnitzel oder Gemüse, so wird mit Letzterem die Sättigung mit nur 150 kcal erreicht, beim Schnitzel benötigt man für denselben Effekt 550 kcal.

Brot ist zu trocken, um ein günstiger Sattmacher zu sein. Kartoffeln sind da eindeutig besser. Da Gemüse und Obst zu 90 Prozent aus Wasser bestehen, sättigen sie. Sogar das Prinzip der Kohlsuppe basiert auf diesem Prinzip. Jedoch bringt sie pur gegessen zu wenig Eiweiß. Abgewandelt mit Sojabohnen oder ähnlichen Hülsenfrüchten ist sie hingegen ideal – allerdings isst man sich daran sehr schnell über. Gegen einen Tag in der Woche spricht jedoch nichts.

Eine günstige Energiedichte haben Salat, Gemüse, Obst, bei Fleisch Filet und gekochter Schinken, Kartoffeln (gegart), Reis und Nudeln. Extrem hohe und somit ungünstige Energiedichtewerten haben Nussnugatcreme, geröstete Erdnüsse und Kartoffel-

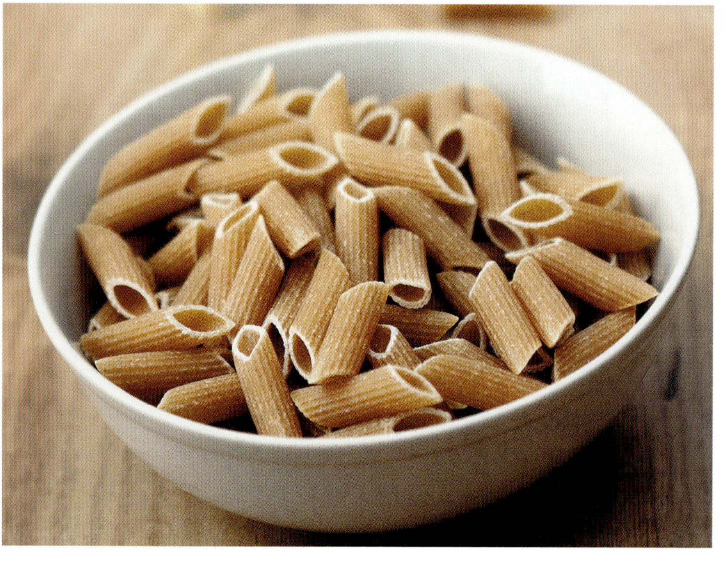

Nudeln haben eine günstige Energiedichte.

chips. Anstelle von Hartkäse wie Emmentaler sollte man besser Magerjoghurt und -milch als Kalziumlieferanten wählen – zumindest während des Abspeckens.

Dinner-Cancelling – um 100 Jahre alt zu werden?

Das Abendessen wegzulassen (Dinner-Cancelling) soll die nächtliche Hormonproduktion anregen, vor allem jener Hormone, die speziell den biologischen Alterungsprozess aufhalten: Somatropin und Melatonin. Das Wachstumshormon Somatropin – auch: Somatotropin oder HGH (human growth hormone) genannt – hilft beim Aufbau von Muskelmasse, während Fett abgebaut wird. Es soll auch die Immunabwehr stimulieren, das Gedächtnis sowie den Schlaf verbessern, die Haut und das Bindegewebe straffen. Am Tag wird es nur in geringen Mengen freigesetzt, während es in der Nacht seine Wirkung entfaltet.

! Fällt das Abendessen aus, sind die Anti-Aging-Hormone nachts besonders aktiv.

Melatonin regelt den Schlaf-Wach-Rhythmus und ist nach Mitternacht am aktivsten: Die Körpertemperatur sinkt, Zellen teilen sich langsamer, der Organismus arbeitet auf Sparflamme und der Alterungsprozess wird aufgehalten.

Beide Hormone sind Jungbrunnen, denn nur in jungen Jahren werden sie in größeren Mengen gebildet, während sie im Laufe des Lebens immer weniger aktiv sind. Ältere Menschen leiden dann oft an einem Mangel.

Es ist bekannt: Wer Kalorien spart und schlank ist, erreicht möglicherweise ein biblisches Alter – zumindest wurde dies an Tieren bewiesen. Verordnete man Mäusen, Fruchtfliegen und Fadenwürmern eine kalorienreduzierte Diät, lebten sie bis zu 50 Prozent länger als gut gefütterte Artgenossen. Nun, das scheint ein praktikables Rezept zu sein.

Dennoch lieben viele eben das gesellige Abendessen in der Familie. Hierzu gibt es einen Kompromiss auf Vorschlag von Altersforschern: zweimal pro Woche auf das Abendessen verzichten.

! Wie wäre es mit einem Kompromiss? Verzichten Sie zweimal pro Woche aufs Abendessen.

Special: So erreichen Sie Ihr Wunschgewicht

Um erfolgreich abzunehmen, sollten Sie sich das Leben wann immer möglich erleichtern. Die folgenden bewährten Tipps und Tricks helfen Ihnen dabei.

- Wenn Sie der Meinung sind, dass Sie eh nicht viel essen und trotzdem dicker werden, nehmen Sie sich die Zeit, ein Essprotokoll anzulegen. Schreiben Sie minutiös alles auf, was Sie im Laufe des Tages zu sich nehmen – auch nicht die kleinste Praline zwischendurch vergessen! Dann sehen Sie sich die Liste an und schreiben Sie die ungefähre Kalorienzahl dazu. Sie werden staunen – und sehen, wo Sie einsparen müssen.
- Es nützt nichts, zu hungern und die Essensmengen drastisch zu reduzieren. Um abzunehmen, muss man vernünftig und dauerhaft Kalorien einsparen. Frisches Gemüse ist ideal: viele Ballaststoffe, viele lebensnotwendige Vitamine und Mineralstoffe, viel Volumen, aber wenig Kalorien. Ein Teller Suppe mit Gemüsestückchen oder ein Schlüsselchen Salat vor der Hauptmahlzeit hilft satt zu werden.
- Es nützt ebenfalls nichts, sich zu kasteien und auf geliebte Snacks wie Schokolade ganz zu verzichten. Besser ist es, sie als gelegentlichen Genuss einzubauen.
- Essen Sie vollwertige Speisen. Nach Möglichkeit Vollkornbrot, Vollwertreis, Vollkornnudeln und Müsli – möglichst ohne Zucker oder Honig; natürliche Süßstoffe wie Stevia oder der Zuckeralkohol Erythrit machen den Verzicht leicht.
- Trinken kann nur kurzzeitig über Hungergefühle hinweghelfen, denn Flüssigkeiten sättigen nicht. Ein halber Liter verlässt den Magen bereits nach 20 Minuten wieder. Trinken Sie nur ungezuckerte Tees oder (Mineral-)Wasser, Fruchtsäfte nur verdünnt beziehungsweise als Schorlen, denn Obstsäfte – so gesund sie sind – können durchaus 120 kcal pro Glas liefern.
- Machen Sie sich eine Liste der Dinge, die Sie außer essen gerne tun. Wenn dann der Appetit auf eine kalorienreiche Zwischenmahlzeit kommt, nehmen Sie sich vor, 20 Minuten zu warten – und dies mithilfe der geliebten Tätigkeit.
- Geben Sie sich die Portion, die Sie essen möchten, in der Küche auf den Teller – nicht mehr. Die Servierschale auf dem Tisch verleitet dazu, mehr zu essen. ▶▶

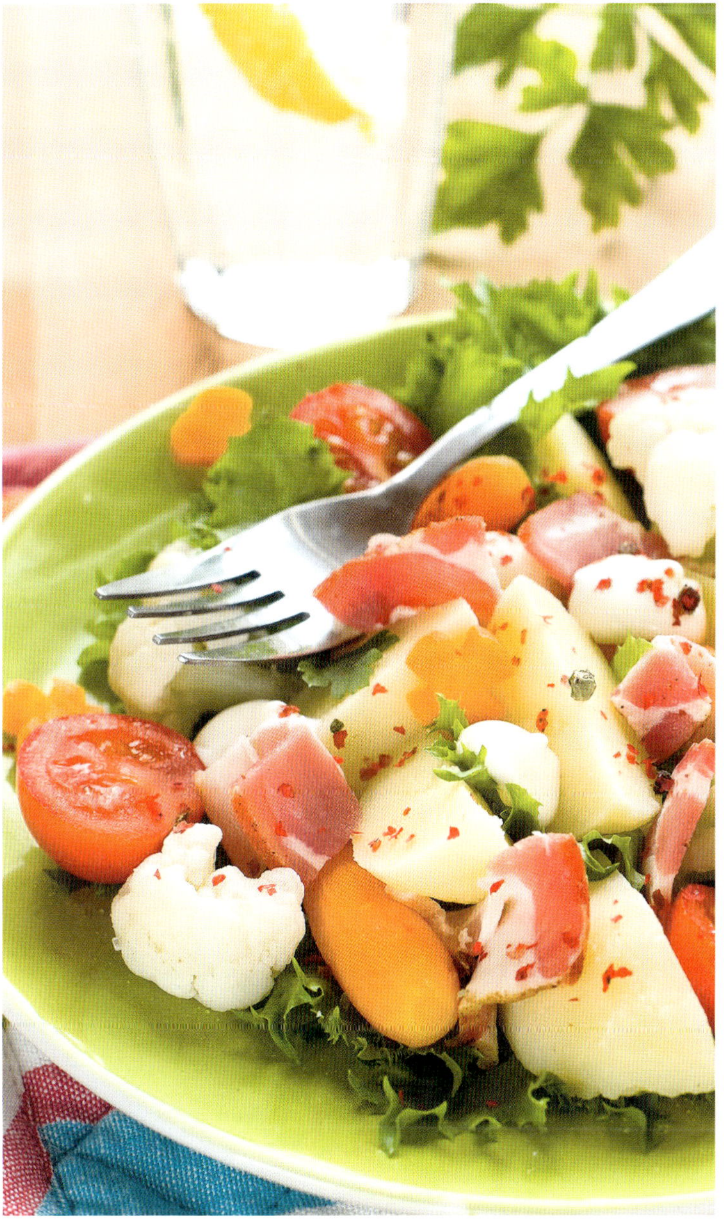

Eine fest definierte Portion auf einem Teller, noch dazu mit reichlich sättigenden Ballaststoffen, hilft, nicht zu viel zu essen.

- Lagern Sie verführerische Lebensmittel wie Schokolade nicht auf dem Schreibtisch, im Wohnzimmer oder sonst wie in Reichweite. Besser man deponiert sie weiter entfernt, sodass man eine längere Wegstrecke dafür zurücklegen muss.
- Verwenden Sie besser kleine Teller und kleine Servierlöffel anstelle von großen. Sind die Teller rot, isst man automatisch weniger – ein Überbleibsel aus der Steinzeit.
- Ein paar Kekse, etwas Cola oder zwei Scheiben Brot mehr oder weniger sind doch nicht so schlimm, denkt man. Führen Sie sich aber einmal vor Augen, dass zwei Kekse bis zu 120 kcal enthalten – und dabei sättigen sie gar nicht! Es reicht, wenn Sie für sich drei Gefahrenzonen identifizieren, in denen Sie oft schwach werden. Diese sollten Sie dann möglichst umgehen.
- Bewusstes Essen hilft, weniger zu essen. Das, was Sie essen, sollten Sie wirklich genießen und nicht in sich hineinschlingen. Das macht Spaß und fördert das Sättigungsempfinden.
- Garen und braten Sie Speisen am besten kurz mit wenig Wasser und wenig Fett an.
- Nehmen Sie zum Binden von Suppen und Saucen am besten püriertes Gemüse oder wenig zerdrückte Pellkartoffeln.
- Essen Sie Birnen. Ihre Wirkstoffe sollen entwässernd wirken und die Verdauung anregen.
- Sandwiches oder Brot kann man auch mit fettarmem Schinken, Tomaten-, Gurken- oder Paprikascheiben, Sprossen oder Salatblättern belegen.
- Gehen Sie nicht hungrig einkaufen und am besten nur mit Einkaufszettel – kaufen Sie auch nur das, was draufsteht.
- Von den Beilagen Pellkartoffeln, Reis oder Nudeln sättigen Kartoffeln bei der kleinsten Kalorienmenge am besten.
- Ein kalorienreiches Frühstück wird im Laufe des Tages nicht automatisch durch kalorienärmeres Essen ausgeglichen. Da der Kaloriengehalt nicht die Nahrungsaufnahme bestimmt, ist ein kalorienarmes Frühstück also besser für die Figur.

▶▶

- Bewegen Sie sich. Studien zeigten, dass Personen, die versuchten, mit Diät plus Sport abzunehmen, etwa 20 Prozent mehr an Gewicht verloren und es auch besser halten konnten als Menschen, die nur eine Diät machten.
- Denken Sie nicht daran, was Sie alles nicht essen dürfen, stellen Sie sich besser die Vorteile eines neuen Essverhaltens vor: Ich werde weniger wiegen, mich wohler in meiner Haut fühlen, ich werde wieder in meine Lieblingshose passen, mein Blutdruck wird sinken.
- Es gibt viele köstliche Gemüsearten, die es jetzt zu versuchen gilt. Haben Sie schon einmal Petersilienwurzel, Topinambur oder Teltower Rübchen versucht? Oder wann kam zum letzten Mal Brokkoli, Karotten, Blumenkohl, Porree, Mangold, Kürbis oder Paprika auf den Tisch? Und Fenchelgemüse schmeckt besser als Fencheltee! Die Abwechslung hilft und bringt neue Geschmacksrichtungen auf den Teller. Das Internet ist voller Rezeptideen!
- Kochen Sie im Wok. Ein Wok bündelt auf einer kleinen Bodenfläche die Hitze und leitet sie gemäßigt an die ausladenden Wände weiter. Aufgrund der hohen Temperaturen im Zentrum ist die Garzeit sehr kurz. Daher bleiben Mineralstoffe und Vitamine erhalten und man kommt mit einem Minimum an Fett oder Öl aus.
- Reicht die Zeit zum Kochen nicht? Einige Gemüsesorten kann man roh essen, z. B. Paprika, Möhren, Kohlrabi.

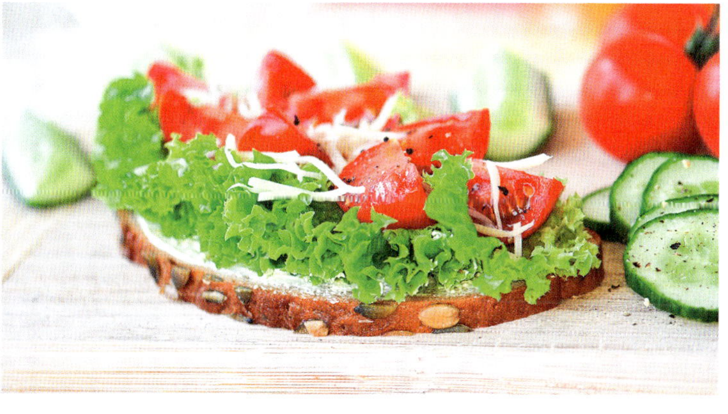

Belegen Sie sich Ihr Vollkornbrot mit kalorienarmen Salat- und Tomatenscheiben.

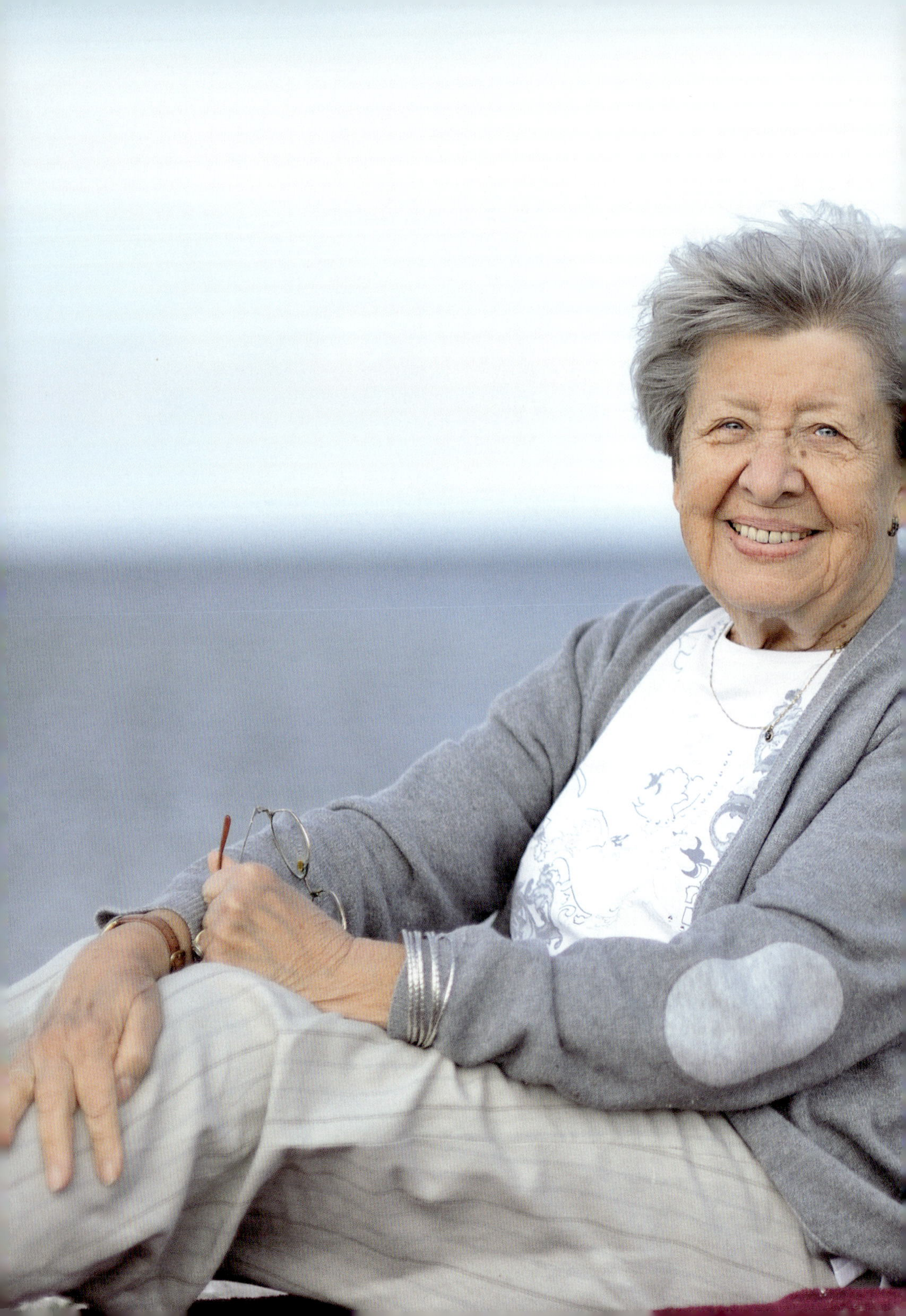

GEISTIG FIT BIS INS HOHE ALTER

Selbstverständlich möchten Sie sich in den kommenden Jahrzehnten nicht nur einen vitalen, gesunden Körper und ein gutes Aussehen bewahren. Mindestens genauso wichtig ist Ihnen, dass Sie, wenn Sie älter werden, einen scharfen Verstand und ein gutes Gedächtnis behalten. Beherzigen Sie die Tipps und Tricks in diesem Kapitel und Sie können auch als älterer Mensch noch überall mitreden und, wenn Sie wollen, sogar noch einen Uniabschluss machen!

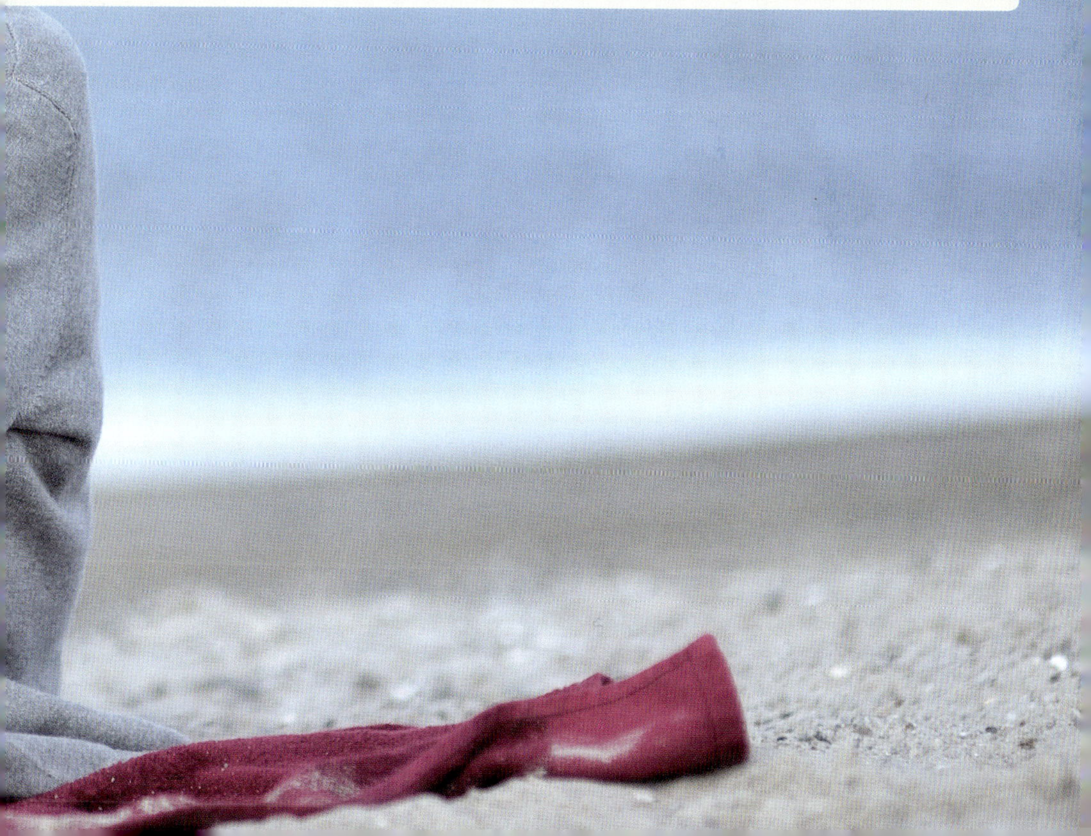

Unser Gehirn: ein Leben lang leistungsfähig

Kinder lernen leichter und wenn man älter wird, vergisst man mehr. Aber kann man nicht auch im Alter noch lernen? Das kann man eindeutig bejahen. Dazu einige Fakten:

- Einen altersbedingten biologischen Abbau des Gehirns gibt es nicht.
- Es gibt kein altersbedingtes Nachlassen der Lernfähigkeit. Entscheidend ist das geistige Training.
- Ältere Menschen benötigen für die Aneignung eines neuen Lernstoffs mehr Zeit, machen dafür aber weniger Fehler.

> **!**
> Es ist ein Irrtum, dass das Gehirn zwangsläufig mit dem Alter abbaut.

Die Lernfähigkeit verringert sich also nicht, wenn man älter wird, nur die Lerngeschwindigkeit. Auch muss ein Stoff öfter wiederholt werden, bis er schließlich und endlich im Langzeitgedächtnis verankert wird.

Aber das ist noch nicht alles: Bis ins hohe Alter entstehen auch neue Nervenzellen. Dadurch entwickelt sich das Gehirn ein Leben lang weiter. Die Voraussetzung dafür ist allerdings, dass man die Denkzentrale ständig auf Trab hält. Sie braucht stets Anregung. Bleibt man geistig und auch körperlich aktiv, werden Wachstumsfaktoren produziert, die die notwendigen Reize zur Entstehung und Integration neuer Nervenzellen setzen. Diese sind zuerst enorm anpassungsfähig gegenüber neuen, auch schwierigen oder unerwarteten Aufgaben, mit denen sie konfrontiert werden. Erhalten sie in dieser Form jedoch geistige Nahrung, reifen sie zu aktiven Nervenzellen heran. Auf diese Weise ermöglichen sie es, dass wir neue Fähigkeiten und Erinnerungen bis ins Greisenalter erwerben können. Werden diese neuen Zellen allerdings nicht gefordert beziehungsweise mit entsprechenden Reizen versorgt, gehen sie rasch wieder zugrunde.

> **!**
> Wie der Rest unseres Körpers wollen auch die grauen Zellen regelmäßig trainiert werden.

Ein Gedächtnistraining sorgt dafür, dass keine Nervenbahnen blockiert werden und dass möglichst viele Informationen sofort gezielt abrufbar sind.

Gesund leben und essen für einen wachen Geist

Außerdem trägt eine gesunde Lebensführung dazu bei, Lernvermögen und Gedächtnis bis ins hohe Alter zu erhalten. Dies untersuchten Wissenschaftler von der Klinik und Poliklinik für Neurologie des Universitätsklinikums Münster an 400 gesunden älteren Menschen. Dabei wurden auch die Lebensgewohnheiten der Studienteilnehmer (Zigaretten- und Alkoholkonsum, Sport, Ernährung, Körpergewicht) berücksichtigt. Das Ergebnis der Untersuchung war, dass eine gesunde Lebensweise direkt mit einer verbesserten Gedächtnisleistung in Zusammenhang steht.

Wie sich mit einer gesunden Lebensführung Demenz vorbeugen lässt, belegen zwei Studien. Das Ergebnis der ersten: Ältere Menschen, die sich mit Omega-3-Fettsäuren sowie bestimmten Vitaminen und Mineralien ernähren, können sich damit vor geistigem Leistungsabfall oder gar Alzheimer schützen. Das Ergebnis der zweiten Studie: 80-jährige Personen, die einen Sinn in ihrem Leben sehen und Pläne für die Zukunft schmieden, reduzieren in den nächsten sieben Jahren ihr Risiko, an einer Alzheimer-Demenz zu erkranken, um das 2,4-Fache.

Im Rahmen einer sechsjährigen Studie wurde untersucht, ob frisches Obst und Gemüse einen positiven Effekt auf die Gedächtnisleistung hat. Wissenschaftler vom Rush University Medical Center Chicago testeten dies an etwa 3.800 älteren Menschen. Die Studienteilnehmer führten Tagebuch über ihre Ernährung und absolvierten mehrere Gedächtnistests. Die Resultate waren verblüffend: „Wer knapp drei Gemüsemahlzeiten pro Tag

!

Essen Sie dreimal Gemüse am Tag – und Ihr Gehirn verjüngt sich!

aß, drosselte damit den geistigen Abbau um 40 Prozent – im Vergleich zu denjenigen, die kein Gemüse konsumiert hatten", fasste die Studienleiterin Martha Clare Morris zusammen. Sie ist der Ansicht, dass dieser Effekt eine Verjüngung der Gedächtnisleistung um fünf Jahre bedeutet. Diese positive Wirkung wurde vor allem bei grünem Blattgemüse, also Spinat, Salat, Kohl oder Mangold, beobachtet. Zusätzlich zeigte die Studie, dass das Gedächtnis, je älter der Mensch ist, desto stärker von der Gemüsekost profitierte. Überraschend war außerdem, dass der Verzehr von Obst keinen Einfluss auf die Gehirnleistung hatte.

Jede Form von gesunder Ernährung ist gut für den Kopf. Es scheint so zu sein, dass bei der Entstehung der Alzheimer-Krankheit sowohl die Höhe des Cholesterinspiegels als auch die oxidativen Prozesse, die durch die freien Radikale ausgelöst werden, eine Rolle spielen. Zum Schutz des Gehirns sollten Sie daher besser keine chemiebeladene Industrienahrung essen, sondern viel frisches Gemüse und Obst sowie wenig tierische Fette. Außerdem gut zu wissen: Große Mahlzeiten machen müde und denkfaul.

Mit Gerüchen gegen Demenz

Schon der Geruch von Speisen oder Kräutern aktiviert das Gefühlszentrum und das Großhirn. Bereits vor langer Zeit wurde der Nachweis erbracht, dass es die Gedächtnisleistung erhöht, wenn man beim Lernen und Erinnern von Wörtern an Lavendel oder Zitrone riecht. Auch Rosmarin fördert die Wachheit und das Kurzzeitgedächtnis. Zitronengras fördert das Wiedererkennen und Erinnern von Wörtern und räumlichen Informationen (Orte, Bilder usw.).

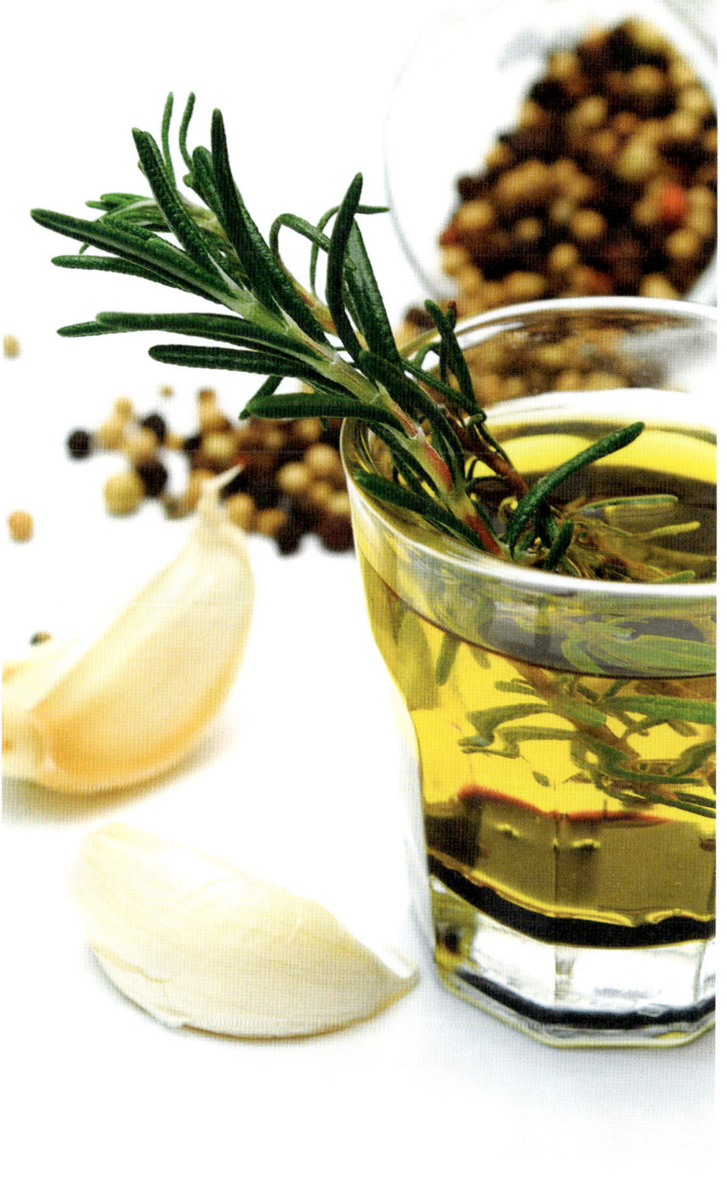

Der Geruch von Speisen oder Kräutern aktiviert das Gefühlszentrum und das Großhirn.

!

Pestizide können die Demenzneigung erhöhen. Biogemüse kommt ohne diese Mittel aus.

!

Mittelmeerkost reduziert auch das Risiko, dement zu werden.

Special: Das optimale Futter für Ihre grauen Zellen

- Was sollten Sie also am besten essen und trinken, um Ihr Leben lang geistig auf der Höhe zu bleiben? Hier die besten Tipps:
- Ein Bioapfel täglich – mit der Schale gegessen – versorgt Sie mit reichlich Vitalstoffen.
- Die Banane gehört zur Nervennahrung, eine sollte täglich auf Ihrem Speiseplan stehen.
- Blaubeeren wirken mit ihrem blauen Farbstoff dem Abbau von Dopamin entgegen und fördern die Gedächtnisleistung nicht nur älterer Menschen. Sie haben sogar noch eine stärkere antioxidative Wirkung als Erdbeeren, Himbeeren oder Aprikosen.
- Brokkoli ist ein ideales Gemüse – nicht nur aufgrund der krebsvorbeugenden Wirkung.
- Bevorzugen Sie Bio-Lebensmittel. Sie werden ohne Pestizide, Kunstdünger und Gentechnik gezogen und enthalten wesentlich weniger Zusatzstoffe, dafür weit mehr gesundheitsfördernde sekundäre Pflanzenstoffe. Die Vermeidung von Pestiziden ist dabei besonders wichtig, denn man hat festgestellt, dass Menschen, die beruflich mit diesen Pflanzenschutzmitteln zu tun haben, eine erhöhte Neigung zu Demenz aufweisen.
- Trinken Sie täglich ein bis zwei Gläser wertvollen Bio-Obst- oder -Gemüsesaft. Das entspricht einer Portion Obst oder Gemüse, von denen Sie insgesamt vier bis fünf am Tag zu sich nehmen sollten. Die Säfte halten Körper und Geist gesund.
- Achten Sie auf eine gute Vitamin- und Mineralstoffversorgung – insbesondere mit denjenigen Vitalstoffen, auf die weiter vorne in diesem Buch hingewiesen wurde.
- Für die Lezithinzufuhr sind Eier, Soja- und Milchprodukte gut.
- Essen Sie zweimal in der Woche Seefisch wie Lachs, Makrele oder Hering, um genug Omega-3-Fettsäuren zuzuführen.

▸▸

- Walnüsse liefern dem Gehirn wertvolle Fette und Spurenelemente.
- Frischer Salat ist gesund. Enthält er obendrein frisch geschnittene Paprika, regt er das Denken an. Grüne Blätter liefern Chlorophyll, damit die Sauerstoffversorgung des Gehirns gut funktioniert.
- Streuen Sie Weizenkeime über jeden Salat, jede Nachspeise etc. Dies empfiehlt sich, da sie reich an wertvollen Fettsäuren, an Vitamin E, Magnesium, Kalium und B-Vitaminen sind. Das steigert die Konzentration. Die Keime gibt es im Handel (z. B. Reformhaus).
- Achten Sie darauf, dass Sie genügend Vitamin B_{12} zuführen. Es kommt hauptsächlich in tierischen Lebensmitteln vor.
- Vergessen Sie nicht, ausreichend zu trinken. Wenn man älter wird, lässt auch das Durstgefühl nach. Wer jedoch zu wenig Flüssigkeit zuführt, kann nicht mehr klar denken, kann depressiv oder aggressiv werden. Durch den Durst bringt der Körper zum Ausdruck, dass ihm bereits Flüssigkeit fehlt. Besonders geeignet sind kalorienarme oder -freie Getränke wie Früchtetee, Mineral- und Leitungswasser. Vor nicht allzu langer Zeit empfahl man 2 bis 2,5 Liter am Tag. Inzwischen denkt man, dass auch 1,5 Liter täglich ausreichen.
- Grüner Tee ist für seine zahlreichen gesundheitlichen Wirkungen bekannt, aber auch Schwarztee kann Demenz vorbeugen. Trinken Sie jeden Tag zwei bis vier Tassen Grün- oder Schwarztee.
- Vermeiden Sie Zusatzstoffe. Aluminium, Zitronensäure und Co. können Auswirkungen auf Gehirn und Nerven haben, die noch nicht hinreichend bekannt sind. Insbesondere Fertigprodukte enthalten oft viele Zusätze. Versuchen Sie diese wann immer möglich zu umgehen.

!

Je biologischer und unverarbeiteter ein Nahrungsmittel, desto weniger Zusatzstoffe enthält es.

Das Anti-Demenz-Alphabet

Um bis ins hohe Alter geistig auf der Höhe zu bleiben, können Sie neben einer gesunden Ernährung und Lebensführung noch eine Menge mehr tun. Diese anderen probaten Mittel finden Sie im Folgenden in alphabetischer Reihenfolge. Ein kleiner Tipp: Lernen Sie dieses Alphabet auswendig, das trainiert Ihr Gehirn.

Achtsamkeit

Verschiedene Studien zur Demenz zeigten, dass pflichtbewusste, geistig aktive, hagere Menschen seltener an Demenz erkranken. Das heißt: Um gar nicht oder möglichst spät daran zu erkranken, hilft es, ein aktives, waches Bewusstseinsleben so lange und so intensiv wie möglich zu pflegen.

Folgende Übungen helfen nicht nur bei Demenz, sie verbessern die Gedächtnisfunktionen generell:

- Rückwärtsübungen: Nicht nur das Rückwärtsgehen ist eine gute Übung, auch den Tagesablauf rückwärts in Erinnerung zu bringen oder Gedichte etc. rückwärts aufzusagen fördert das Gedächtnis enorm! Das gilt für Kinder ebenso wie für ältere Erwachsene.
- Schreiben: Tägliche Schreibübungen, zum Beispiel mit der linken Hand schreiben, eine andere Handschrift trainieren oder die Schriftform variieren (kunstvoll, nüchtern in Blockschrift, schräg oder sogar mit den Füßen) fördert die Fähigkeit, im Alter flexibel zu bleiben und im Alltag auf Veränderungen reagieren zu können.

Anregungen

Geistige Impulse und sinnliche Gefühlseindrücke sorgen dafür, dass unser Gehirn nicht verarmt. In Seniorenzentren oder der Volkshochschule gibt es eine Fülle von Anregungen für einen aktiven Geist. Denn auch im hohen Alter kann das Gehirn noch wachsen! Selbst ein neues Musikinstrument können Sie oder Ihre Angehörigen dann noch erlernen, wenn auch nicht so schnell wie ein Kind – aber in der Regel haben Sie dann auch mehr Zeit.

Es gibt sogar einen Fachausdruck für die Art des Denkens, die man auf diese Weise übt: flüssige Intelligenz. Sie hilft dabei, sich zu orientieren und sich auf neue Situationen und anstehende Herausforderungen einzustellen.

!

Unser Gehirn braucht Futter, um auf Dauer arbeiten zu können.

Arbeit und Aufgaben

Vielleicht stehen Sie jetzt noch mitten im Arbeitsleben, doch in absehbarer Zeit werden Sie in Rente gehen. Oder Sie sind bereits im Ruhestand. Tatsache ist, dass mit der Rente oder der Pensionierung manch einer in ein großes Loch fällt und plötzlich nichts mehr oder nur noch wenig zu tun hat. Das schadet jedoch dem Gehirn. Um dies zu verhindern, sollten Sie sich besser wieder eine Aufgabe suchen, sei es, dass Sie sich um die Hausaufgaben der Enkel kümmern, als Leihoma oder Leihopa helfen oder sich in der Nachbarschaftshilfe oder anderswo – je nach Vorliebe – ehrenamtlich engagieren. Auch im Umweltschutz gibt es zahlreiche Möglichkeiten. Nicht umsonst werden gerade die Bewohner der japanischen Insel Okinawa sehr alt – sie kennen keinen Ruhestand. Eine sinnvolle Tätigkeit ist eine gute Grundlage für ein langes, gesundes Leben und erweitert den Horizont.

!

Wer rastet, der rostet – das gilt auch für das Gehirn. Suchen Sie sich also ein Ehrenamt oder eine andere sinnvolle Aufgabe.

Auswendig lernen

Gedichte auswendig zu lernen schult den Geist, doch mag das bei vielen ungute Erinnerungen an schulischen Zwang wecken. Doch es müssen ja nicht gerade alte Gedichte sein, zu denen Sie keinen Bezug haben. Suchen Sie sich eine Alternative, die Ihnen mehr liegt. Sie können zum Beispiel Witze auswendig lernen. Da haben Sie schon während des Lernens was zu lachen und können anschließend andere damit erfreuen. Es gibt zahlreiche Bücher mit Witzesammlungen.

Begeisterung

Ein geliebtes Hobby, ein Garten, ein Haustier oder auch ein spezieller Sport – alles, was Sie begeistert, hält Sie jung. Sie vergessen die Zeit und können innerlich auftanken.

Der Neurobiologe Prof. Gerald Hüther weist darauf hin, dass Begeisterung und das Gefühl, dass das, was man tut, bedeutsam für einen selbst ist, einer Demenz vorbeugen kann. Wichtig ist das Gefühl, dass es sich lohnt, einen bestimmten Einsatz zu bringen und sich zu engagieren. Um etwas zu tun, benötigt man Neugierde und Experimentierfreude, Lust darauf, etwas Neues anzufangen und Probleme zu lösen. Und man braucht auch das Umfeld, das genau dies anerkennt. Dort, wo im Gehirn eine Region aktiv ist, Nervenimpulse aufblitzen und weitergeleitet werden, entstehen neue Bahnen, die sich vergrößern, je häufiger und intensiver man sie benutzt. Die sogenannte Plastizität des Gehirns besteht darin, dass die Enden der Nervenzellen wachsen, näher zusammenrücken und sich so aufeinander zubewegen, dass die Impulse leichter von einer Nervenzelle auf die nächste überspringen können.

!

Begeisterung wirkt wie Dünger auf Ihr Gehirn. Lassen Sie sich inspirieren und mitreißen!

Mit der nötigen Begeisterung, sei es aus eigenem Antrieb oder inspiriert durch andere, können Sie also Einfluss auf die innere Struktur Ihres Gehirns nehmen, allein dadurch, dass Sie etwas gerne tun und denken. Erst, wenn Sie etwas mit Begeisterung tun, wenn Sie gefühlsmäßig beteiligt und engagiert sind, werden die entsprechenden Neurotransmitter wie zum Beispiel Dopamin ausgeschüttet. Dann wachsen die Nervenzellen beziehungsweise die Nervenenden und bilden neue Kontakte. Dann steigt auch Ihr Potenzial, beim nächsten Mal an neue Aufgaben mit Mut und Begeisterung heranzugehen. Um es mit den Worten von Prof. Hüther zu formulieren: „Begeisterung ist Dünger fürs Gehirn."

Bewegung

„Sich regen bringt Segen", und zwar für Geist und Körper. Körperlich aktiv zu sein ist in jeder Altersstufe nötig und gesund – zur Not werden eben die Übungen leichter. Bewegung, und sei sie noch so einfach, senkt Ihr Risiko, an Alzheimer zu erkranken. Ein Spaziergang, Nordic Walking, Tanzen oder andere Bewegungsformen, am besten in der Gruppe, versorgen das Gehirn mit Sauerstoff und helfen obendrein, neue Bekannte und vielleicht sogar Freunde zu finden.

Bildung

Forscher der Universität Montpellier in Frankreich werteten Daten von über 1400 über 65 Jahre alten Menschen aus. Zu Beginn der Studie wurden Tests zur Leistungsfähigkeit des Gehirns durchgeführt, die zwei, vier und sieben Jahre später wiederholt wurden. Mit einem Lesetest wurde die erworbene Intelligenz untersucht; es stellte sich heraus, dass sie das Risiko, an Demenz zu erkranken, um 18 Prozent senkt. Es sind also Eltern, Lehrer und Bildungspolitiker gefragt, das Lernen bis zuletzt interessant zu gestalten.

Computerspiele

Es gibt ein Computerspiel, das sowohl das Kurzzeitgedächtnis als auch die sogenannte flüssige Intelligenz fördert oder sogar erhöhen kann. Es heißt Dual N-Back und man kann es im Internet herunterladen unter brainworkshop.sourceforge.net. Bei einem täglichen 20-minütigen Training beziehungsweise einem Training an drei bis vier Tagen in der Woche soll man sogar seinen IQ erhöhen können!

Voraussetzungen sind zumindest einfache Englischkenntnisse und ein Lautsprecher am PC, da englische Buchstaben diktiert werden. Es gibt eine Windows- und eine Mac-Version.

!

Wenn Sie nach diesem PC-Spiel süchtig werden, hat das ausnahmsweise keine negativen Auswirkungen.

Denk- und Logikspiele

Leider wird man nicht automatisch in anderen Spielen fit, wenn man Sudoku übt. Aber dennoch helfen die verschiedenen Denk- und Logikspiele, die es heutzutage gibt, geistig fit zu bleiben. Gewinnspiele werden zahlreich in Zeitschriften angeboten und fördern bei manchen durchaus die Motivation.

Gesellschaftsspiele

Bridge, diverse Kartenspiele, Schach, Dame, Mühle, Backgammon und zahlreiche weitere Gesellschaftsspiele bis hin zum Kegeln machen nicht nur Spaß. Zusätzlich trainieren sie auch das Gedächtnis – und wenn Sie Glück haben, finden Sie eine nette Runde, mit der Sie regelmäßig vergnügliche Abende verbringen können.

Lesen statt fernsehen

!

Greifen Sie öfter zu einem guten Schmöker, denn aktives Lesen ist besser als passive Berieselung.

Sicher ist es entspannend, einen schönen Film im Fernsehen anzusehen, und sinnvoll, täglich die Nachrichten zu hören, um am Ball zu bleiben. Lesen fördert die Gehirnwindungen jedoch stärker als passive Berieselung! Computerspiele (mit Ausnahme des Spiels Dual N-Back, siehe oben) genauso wie Fernsehen sind wahre „Nervenzellkiller". Das Gehirn wird nicht aktiv zum Denken angeregt, sondern stattdessen mit Reizen überflutet. Studien konnten nachweisen, dass übermäßiger Fernsehkonsum das Alzheimerrisiko erhöht. Besonders viele Alzheimerpatienten haben eine lange Zeit ihres Lebens vor dem Fernseher verbracht.

Medikamente

Alte Menschen sind bekannt dafür, dass sie oft zu viele Medikamente nehmen und diese zudem nicht in der richtigen Dosierung verwenden. Falls Sie alte Angehörige betreuen, kontrollieren Sie, ob sie ihre Medizin richtig einnehmen, und sprechen Sie mit ihrem Hausarzt darüber.

Musik

Selbst ein Instrument zu spielen, in einem Chor zu singen oder sonst Freude an Musik zu haben, hat einen positiven Effekt auf das Gehirn. Tatsächlich entwickeln Musiker nur ganz selten Alzheimer, denn durch Musik werden Nervenwachstumsfaktoren stimuliert.

!

Kennen Sie viele Musiker, die an Alzheimer erkrankt sind? Eben!

Neuigkeiten und Neugier

Das Gehirn lernt gern und vor allem Unbekanntes regt unser Oberstübchen zu gesteigerter Aktivität an. Bereits 2006 zeigten Magdeburger Wissenschaftler mit Kernspin-Aufnahmen, dass Neuigkeiten eine Hirnregion in Erregung versetzen, die bei Bekanntem nicht reagiert. In Gedächtnistests schnitten die Probanden besser ab, wenn sie neben vertrauten auch neue Informationen bekamen. Wissbegierde zahlt sich auch auf Dauer aus. Verschiedene Wissenschaftler konnten inzwischen zeigen, dass bei gebildeten Menschen die Alzheimer-Demenz im Durchschnitt einige Jahre später einsetzt als bei weniger gebildeten. Das heißt, dass neue Eindrücke das Gehirn trainieren.

Zu neuen Eindrücken gehört es auch durchaus, fremde Länder zu bereisen oder eine neue Sprache zu lernen. Der Lohn der Mühe (oder auch Freude) ist eine gesteigerte geistige Beweglichkeit. Davon profitieren nicht nur junge Menschen. Ihr Gehirn wird auch trainiert, wenn Sie sich mit 70 Jahren noch ein neues Hobby zulegen, etwa Malen, oder einen Computerkurs besuchen. Dabei ist es von Vorteil, wenn Sie gelegentlich aus der üblichen Routine ausbrechen. Ein guter Anfang ist es zum Beispiel, als Rechtshänder die Zahnbürste in die linke Hand zu nehmen.

Seniorenuniversität

An manchen Universitätsstädten wird eine Seniorenuni angeboten. Dort können ältere Menschen Vorlesungen und Kurse besuchen und ihren geistigen Horizont erweitern. Gibt es diese Mög-

!

Auf die alten Tage noch mal etwas ganz Neues lernen und studieren – die Seniorenuni macht's möglich!

lichkeit in Ihrer Stadt nicht, könnten Sie ein solches Angebot auch bei Ihrer Volkshochschule anregen.

Ohne Leistungsdruck interessante Vorlesungen anzuhören, sich mit anspruchsvollen Themen auseinanderzusetzen, für die man sich eh immer schon interessiert hat, ist Intelligenztraining. Zur Not können die älteren Studenten unbekannte Fachwörter im Internet nachschlagen – eine Möglichkeit, die Studenten früher nicht hatten. Auch der Umgang mit jungen Leuten kann wie ein Jungbrunnen wirken. Und schließlich schulen Sprach-, Computer-, Kochkurse etc. Geist und Gehirn.

Soziale Kontakte

Vereinsamung und Isolation sind gefürchtete Depressionsauslöser und schädigen das Gehirn. Eine Studienreihe an der Psychologischen Fakultät der Universität Michigan zeigte unter Studienleiter Oscar Ybarra, dass ein gelegentliches Schwätzchen das Gehirn fit hält. Gespräche mit Freunden sollen die geistige Vitalität ebenso erhalten wie intellektuelle Aktivitäten, zum Beispiel Lesen und die Beschäftigung mit dem Computer. Gesellige Aktivitäten verbesserten das Arbeitsgedächtnis unabhängig vom Alter der Studienteilnehmer, ebenso gute Kontakte zu Verwandten und gemeinsame Unternehmungen mit Menschen, die man schätzt. All dies fördert das Wohlbefinden, hebt die Stimmung und aktiviert die grauen Zellen. Es schützt vor Depressionen und wirkt der Vergesslichkeit entgegen.

!

Ein Schwätzchen vertreibt Depressionen und Demenz.

Insbesondere ältere Menschen mit einem reichen Sozialleben bleiben auf Dauer geistig leistungsfähiger. Vereine, Umweltinitiativen, Nachbarschaftshilfen, Kirchengemeinden suchen übrigens oft neue Mitglieder und aktive Senioren, die sie unterstützen. Werden Sie aktiv und pflegen oder knüpfen Sie alte und neue Kontakte!

Stress abbauen

Eine ständige Überlastung schadet der Gesundheit, deshalb sind Erholungsphasen so wichtig. Es gibt vielfältige Methoden, wie Sie Stress abbauen können. Anregungen finden Sie zum Beispiel in guten Büchern und bei Volkshochschulkursen.

Zeitung lesen

Das morgendliche Zeitungslesen ist ein ideales Gehirntraining. Es regt viele Gehirnareale an und als Leser sind Sie über das Tagesgeschehen informiert und können mit anderen darüber reden. Es ist sogar anspruchsvoller als Sprechen und beim Lesen bilden sich ständig neue Schaltkreise im Gehirn.

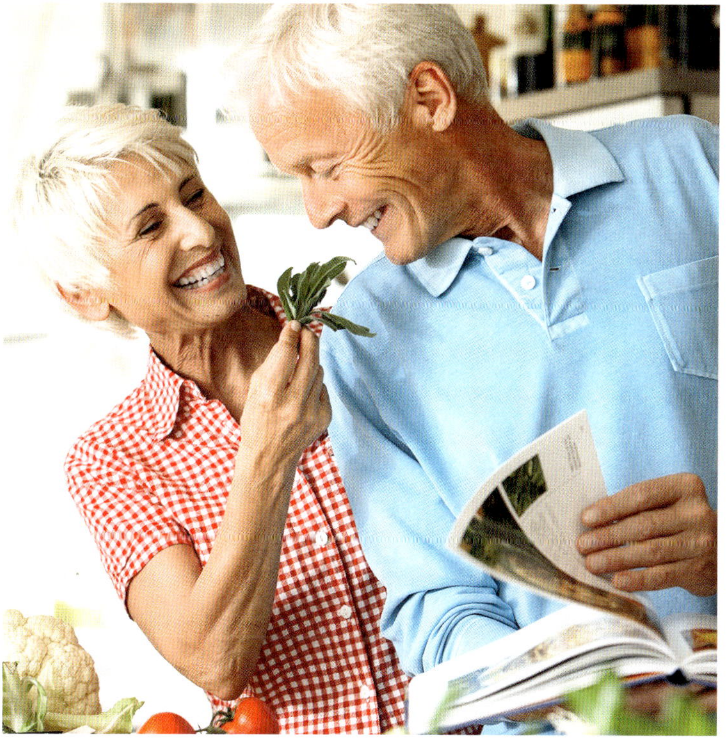

Gesellige Aktivitäten verbessern das Arbeitsgedächtnis.

ANHANG

Lexikon

Antioxidans (Mehrzahl Antioxidantien) Antioxidantien sind Schutzstoffe, die den Verderb von Lebensmitteln und Körpersubstanzen durch Oxidation verhindern oder verzögern. Auch die äußerst reaktionsfreudigen freien Radikale (siehe freie Radikale) können sie unschädlich machen. Wichtige Antioxidantien, die sich im Blut des Menschen befinden, sind die Vitamine A, E sowie C, Selen, Glutathion, Bilirubin, Harnsäure, Alphacarotin, Betacarotin, Lykopin, Lutein, Zeaxanthin und Ubiquinol 10.

Enzym Eiweißkörper, der als Biokatalysator hochspezifisch einen biochemischen Prozess im Körper beschleunigt und in eine vorteilhafte Richtung lenkt. Die verschiedenen Enzyme sind meist an der Endung „-ase" zu erkennen.

Freie Radikale Sehr reaktionsfreudige, aggressive, instabile Verbindungen, in der Regel sauerstoffhaltig, die im Körper Zellwand, Zellbestandteile und Erbsubstanz schädigen oder sogar zerstören können. Durch sie kann eine möglicherweise krebsauslösende Erbgutveränderung entstehen, die auf die Zellen, die aus der ursprünglichen hervorgehen, vererbt werden kann. Sie werden auch im Körper selbst immer wieder gebildet und von außen zugeführt, z. B. über die Nahrung, Tabakrauch, bestimmte Arzneimittel wie Paracetamol oder Umweltgifte der Luft und Abgase. Auch durch UV-Licht (Sonnenbaden), Stress und radioaktive Strahlen entstehen sie. Der Mensch hat bestimmte Schutzmechanismen entwickelt, um sie zu „entgiften". Auch Nahrungsbestandteile wie z. B. bestimmte Vitamine helfen, sie unschädlich zu machen.

Intrinsic Factor Transportfaktor, der in den Belegzellen des Magens gebildet wird und zur Resorption von Vitamin B_{12} benötigt wird.

Membranen (auch Zell- oder biologische Membranen) Jede Zelle – also die kleinste, abgeschlossene Einheit des menschlichen und auch tierischen Körpers – ist durch eine Membran (dünne Wand) von der nächsten und der Umgebung abgegrenzt.

Mikronährstoffe Vitamine, Mineralstoffe und Spurenelemente

Sekundäre Gallensäuren Sie entstehen im Rahmen der Verdauung im Dickdarm und werden durch Bakterien aus primären Gallensäuren gebildet. Diese wiederum gehen auf Cholesterin zurück, das in der Leber entsteht und mit der Galle in den Darm ausgeschieden wird. Sekundäre Gallensäuren zählen zu den genotoxischen Substanzen, haben also eine schädigende Wirkung auf die Erbsubstanz.

Vegane Ernährungsweise Ernährung ohne jegliche tierische Produkte, also Fleisch, Fisch, Eier, Milch, Milchprodukte und sogar Honig.

Hilfreiche Internetadressen

www.bagso.de
Auf der Website der Bundesarbeitsgemeinschaft der Senioren-Organisationen finden Sie zahlreiche Hilfestellungen, die das Älterwerden erleichtern.

www.fitimalter.de
Das neue Internetangebot zu Wellness- und Anti-Aging-Mitteln wurde von den Verbraucherzentralen als seriös getestet. Wird Ihnen hier etwas empfohlen, so hilft es auch!
Bislang gibt es keine rechtsverbindlichen Mindest- oder Höchstmengen für die Inhaltsstoffe von Nahrungsergänzungsmitteln. Damit Sie dennoch Orientierungswerte haben, hat das deutsche Bundesinstitut für Risikobewertung (BfR) Höchstmengen-Empfehlungen zumindest für Vitamine und Mineralstoffe in Nahrungsergänzungsmitteln veröffentlicht, die den Gesundheitsschutz der Verbraucher bis zur Festlegung EU-einheitlicher Werte gewährleisten sollen. Sie finden diese unter fitimalter.de/files/282_hoechstmengen_bfr.pdf. Welche Nahrungsergänzungsmittel die Wirkung von Medikamenten beeinflussen, finden Sie in der Datei fitimalter.de/files/310_wechselwirkungen_mit_medikamenten.pdf.

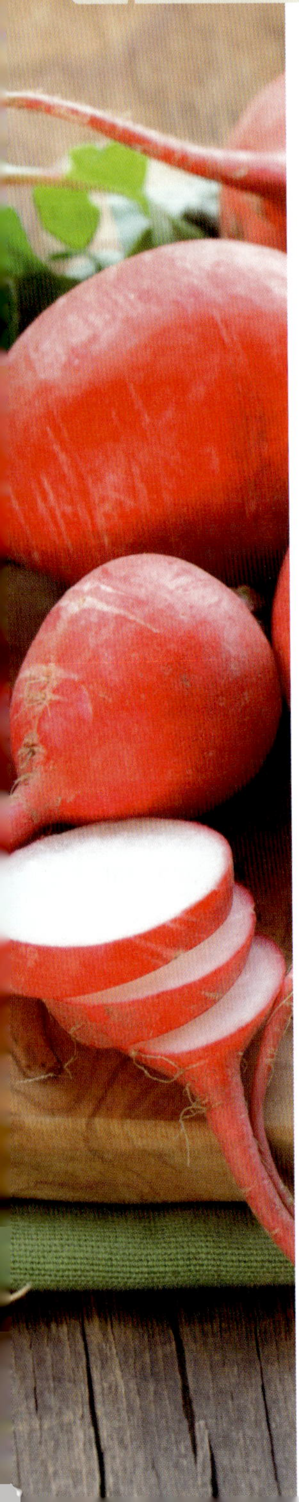

Bibliografische Information der Deutschen Nationalbibliothek
Die Deutsche Nationalbibliothek verzeichnet diese Publikation in der deutschen Nationalbibliografie; detaillierte bibliografische Daten sind im Internet über http://dnb.ddb.de/ abrufbar.

ISBN 978-3-89993-861-6 (Print)
ISBN 978-3-8426-8608-3 (PDF)
ISBN 978-3-8426-8623-6 (ePub)

Fotos:
Titelfoto: Mike Kemp – gettyimages
123rf.com: Svetlana Kolpakova: 1, 77; Corinna Gissemann: 2/3, 103; Elina Manninen: 4; Yuri Arcurs: 6/7; Cathy Yeulet: 26/27; Iakov Kalinin: 35; Yana Gayvoronskaya: 54; John Peacock: 61; Nataliia Peredniankina: 69; Marco Mayer: 73, 85; dmbaker: 74/75; joingate: 79; iofoto: 101; Viktorija Kuprijanova: 123; Adam Ward: 131; Olga Kriger: 144
Fotolia.com: agg: 113; Eva Gruendemann: 120; Sterneleben: 125; GordonGrand: 126/127
Gettyimages: Peter Teller: 141
iStockphoto.com: FocalHelicopter: 42
MEV: 25

Hans-Böckler-Allee 7, 30173 Hannover
www.schluetersche.de

Eine Liste der verwendeten Literatur kann beim Verlag angefordert werden.

Lektorat: Angelika Lenz, Steinheim an der Murr
Layout: Groothuis, Lohfert, Consorten, Hamburg
Covergestaltung: Kerker + Baum Büro für Gestaltung, Hannover
Satz: Die Feder, Konzeption vor dem Druck GmbH, Wetzlar
Druck und Bindung: Grafisches Centrum Cuno GmbH & Co. KG, Calbe